몸의 균형을 되찾아
만성질환을 개선하고자 하는 분들

특정 증상을 일시적으로 가라앉히는 것보다
원인 치료를 하는 것이 중요하다고 믿는 분들께

간청소라는 놀라운 도구가 잘 쓰이길 바라며
이 책을 바칩니다.

드림

간청소의 기적

몸이 보내는 마지막 신호를 읽다

간청소의 기적

초판 1쇄 인쇄 2025년 6월 13일
초판 1쇄 발행 2025년 6월 20일

지은이　호기심약사(유숙은)
펴낸이　김형근
펴낸곳　서울셀렉션㈜
편　집　지태진
디자인　정현영

등　록　2003년 1월 28일(제1-3169호)
주　소　서울시 종로구 삼청로 6 대한출판문화협회 지하 1층 (우03062)
편집부　전화 02-734-9567 팩스 02-734-9562
영업부　전화 02-734-9565 팩스 02-734-9563
홈페이지　www.seoulselection.com

ⓒ 2025 유숙은

ISBN: 979-11-89809-86-7　　03510

책 값은 뒷표지에 있습니다.
잘못된 책은 구입하신 서점에서 바꾸어 드립니다.

* 이 책의 내용과 편집 체제의 무단 전재 및 복제를 금합니다.

몸이 보내는 마지막 신호를 읽다

간청소의 기적

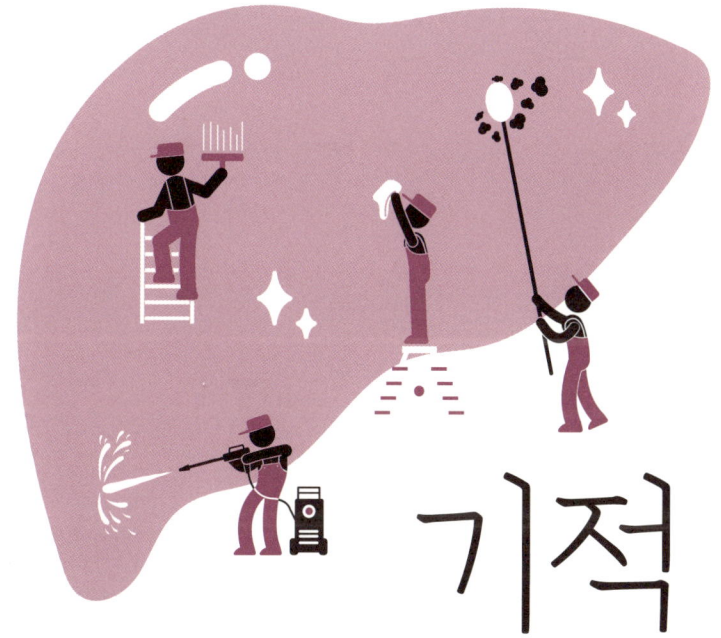

호기심약사 (유숙은) 지음

현직 약사가 권하는 효과 빠른 간청소법

서울셀렉션

| 추천사 |

다양한 지식을 통합하여 정리한 간청소 요법

지난해 건강 전문 유튜브 채널에서 제가 간청소를 소개한 일이 있었습니다. 구독자들의 반응이 얼마나 뜨거웠는지, 수백만 명이 보시고 많은 질문을 보내왔습니다. 질문이 너무 많아 답글을 드리지 못해 늘 죄송한 마음이었는데, 때마침 이번에 유숙은 약사님의 『간청소의 기적』이라는 훌륭한 간청소 책이 나와서 아주 반가운 단비를 만난 기분입니다. 이 책 덕분에 제가 그동안 답변하지 못했던 마음의 짐을 내려놓을 수 있게 되었기 때문입니다. 간청소에 대해 질문해오는 분들께 이제부터는 "『간청소의 기적』을 보세요. 거기에 궁금증을 풀어줄 모든 해답이 다 들어 있어요"라고 하면 될 테니까요.

지난 10여 년 동안 저희 병원을 찾는 환자와 가족들에게 간청소를 가르쳐드리고 있는데요, 간청소 후 배출된 담석 사진을 환자분들이 가지고 와서 저랑 같이 보는 재미가 얼마나 좋은지 모릅니다. 보람을 느끼고 있습니다. 간청소를 소개한 제 책을 읽고 실천하여 효과를 보신 분들도 많습니다.

한번은 피부과 의사 선생님이 얼굴에 피부 트러블이 자주 일어나 신경 쓰인다고 고민을 털어놨습니다. 찾아오는 환자들이 가끔 "원장님은 피부미용 전문가이면서 왜 피부가 그렇습니까?" 핀잔을 주기도 하여 괴로웠는데 간청소를 한 후 피부가 깨끗해졌다며 감사를 표하러 저를 찾아온 일도 있습니다.

소아과 의사 한 분은 평소에 늘 피로에 지친 모습을 보이니까 아이를 치료하러 온 엄마들에게 "선생님은 의사이면서 왜 그렇게 비실비실해요?"라는 말을 듣고는 농담조로 한 이야기지만 민망했는데 간청소 후 피로감이 사라지고 컨디션이 좋아졌다고 전화를 해온 일도 있습니다.

저는 1991~1992년 미국 위스콘신대학에 방문교수로 가서 유명한 디팩 초프라Deepak Chopra(인도 출신 미국인 의사)에게 인도 전통의학 아유르베다를 배우면서 간청소를 처음 알게 되었습니다.

당시는 간청소에 별 관심이 없어서 오랫동안 잊고 지내다가 2014년 안드레아스 모리츠(독일 출신 아유르베다 의사)의 책 『의사들도 모르는 기적의 간청소 The Amazing Liver and Gallbladder Flush』 번

역서를 감수하면서 간청소에 대해 더 자세하게 알게 되었습니다. 저자는 이 책에서 "거의 모든 성인의 간에는 담석이 존재한다"고 주장하고 있는데, 처음에는 납득하기 어려웠습니다.

  1981년 제가 외과 전문의시험을 볼 때 제출한 논문 제목이 "담석증 환자의 재수술에 대한 임상적 고찰"인데, 논문의 요지가 담석증으로 수술받은 환자의 약 반수가 담석이 재발하여 재수술을 받는다는 것입니다. 당시 저는 담석증의 재발률이 그렇게 높은 원인을 혈중 콜레스테롤의 농도가 높은 것에서 찾았습니다. 그런데 모리츠의 책을 보면서 현대인에게 담석이 많이 생기는 이유를 더 정확히 알 수 있게 되었습니다. 그 이유는 잠재되어 있는 간내 담석입니다. 초음파검사로는 확인하기 어려운 '뻘죽 같은 간내 담석 muddy stone'과 '미세한 모래 같은 간 내 담석 sandy stone'이 점차 굳고 뭉쳐져서 진단 가능한 담석으로 발전하는 것입니다. 담도계 수술을 할 때 총담관 common bile duct에 T자 모양의 튜브(직경 3~5mm 크기)를 삽입해서 체외로 빼놓는 경우가 있는데, 그렇게 하면 간 내에 잔존해 있는 뻘죽 같은 담석과 모래 같은 담석이 T-튜브를 통해서 담즙과 함께 배출되기도 합니다.

  모리츠의 간청소 책이 출간될 무렵 학교를 졸업하고 막 귀국한 제 아들에게 간청소를 시켜봤는데 얼마나 많은 담석이 배출되었는지 제가 깜짝 놀랐습니다. 미국에 사는 동안 과로, 스트레스도 많았고(교감신경의 긴장), 밀가루, 고기, 패스트푸드도 많이 먹었겠지요.

비슷한 시기에 제 누님네 손녀딸(당시 20대)이 담낭결석으로 담낭절제술을 권유받고 있었는데 간청소를 하고는 담낭 내 결석이 모두 배출되는 놀라운 일도 일어났습니다.

그때부터 저희 가족, 주변 친지들이 실천하게 되었고 저희 병원을 찾는 환자들께 간청소를 가르쳐주기 시작했습니다.

간청소를 한다고 해서 모든 사람에게서 다 담석이 나오는 것은 아니고, 또 모든 사람이 다 할 수 있는 것도 아닙니다. 이와 관련된 여러 가지 주의사항과 참고사항은 이 책에서 자세하게 안내하고 있으니 잘 읽어보시길 권합니다.

그동안 일부 전문가들이 간청소를 부정적으로 비판해왔는데요, 이 책에서는 그들의 비판을 조목조목 친절하게 반박하고 있습니다. 그러한 비판들이 거의 다 사실을 이해하지 못하는 오해에서 비롯된 것들임을 알 수 있습니다. 그중에서 한 가지만 예를 들어보겠습니다.

해부학적 구조로 볼 때 그렇게 큰 담석들이 좁은 담도를 통해 빠져나오는 것은 불가능하다는 주장입니다. 얼핏 들으면 그럴듯

한데 이 주장은 사실과 다릅니다. 충분히 빠져나올 수 있고 빠져나온 사례가 수없이 많이 확인되었습니다.

의사들이 초음파로 담도계를 스캔할 때 총담관이 간문맥과 평행으로 지나가는 것을 볼 수 있습니다. 이 영상을 보면 총담관의 내강(통로)이 직경 1~2밀리 크기로 매우 가늘게 보입니다. 이것만 보고 판단하면 그런 오해가 생길 수 있습니다. 저렇게 좁은 담도로 큰 돌이 빠져나올 수 있다는 게 믿기지 않을 수 있습니다.

그러나 저처럼 담도계 수술을 많이 해본 외과의사의 눈으로 확인한 소견은 다릅니다. 마취 상태의 환자에게 근육이완제를 투여하고 통담관을 절개해보면 어떤 환자의 경우는 새끼손가락이 들어갈 수 있을 정도로 담관이 확장되어 있습니다. 내장기관의 근육은 탄력성이 커서 크게 확장될 수 있습니다. 위와 자궁이 크게 확장되는 것을 보십시오. 산모의 좁은 산도가 확장되어 태아가 분만되고 어린아이의 항문이 확장되어 바나나 크기의 대변이 나오는 것을 보세요. 좁아 보이는 담관을 통해서 굵은 담석이 빠져나올 수 있다는 것이 이해가 되나요?

누구든지 무엇이나 비판을 할 수 있습니다. 서양의학의 2,500년 역사는 기계론(機械論, mechanism) 대 생기론(生氣論, vitalism)의 비판과 논쟁의 역사였습니다. 상호 비판을 통해서 발전해온 것입니다.

그러나 무엇에 대해 비판할 때는 잘 알고 해야 합니다. 잘 알아보려고 노력하고, 간청소에 대한 여러 책과 문헌을 살펴본 후에, 가능하다면 본인이 간청소를 직접 실천해본 다음에 비판한다면 더 좋지 않을까요?

어떤 치료법을 놓고 일부 전문가들이 "이것은 과학적 근거가 없다"고 단정 지어 말하는 경우를 흔히 볼 수 있는데요, 과학적 근거가 분명히 있는데도 잘 모르고 경솔하게 판단한 것은 아닌지 탐구해본 다음에 평가하는 것이 과학자의 태도 아닐까요?

이 책은 과학적으로 그 근거가 검증된 내용들로 구성된 책이라고 생각합니다. 저자 유숙은 약사님이 오랜 기간 많은 사람에게 간청소를 안내하며 얻은 여러 임상경험, 자세한 실천법, 특히 간청소를 할 수 있는 사람과 하지 말아야 하는 사람, 여러 가지 주의사항, 참고사항이 잘 정리되어 있습니다.

저자는 정통 서양의학, 기능의학, 동양의학, 보완대체의학 등 다양한 지식을 통합하여 독특한 간청소 요법으로 정리하고 있는데, 지금까지 내가 본 간청소 책 중에서 보기 드물게 잘 만들어진 실용서입니다.

저희 환자들에게도 이 책을 읽도록 권할 생각입니다. 모든 사람이 이 책을 보면 좋겠습니다. 의료 전문가들께서도 이 책에 관심을 가져주시면 고맙겠습니다. 이렇게 좋은 건강법을 많은 전문가들이 함께 탐구해서 앞으로 더 쉽고 간단하면서도 더 효과적인 간청소 요법을 개발해간다면 얼마나 좋겠습니까?

2025년 6월
하나통합의원 원장
의학박사 전홍준

| 들어가는 말 |

간청소야말로 간 건강을
스스로 관리하는 평생 해독법

　간청소를 처음 접했을 때에는 저 역시 생소하기도 하고 말도 안 되는 민간요법이라고 생각했습니다. 자몽과 올리브유의 혼합액으로 간을 청소한다고? 황당했지요. 그런데 저는 모르는 것에 호기심이 많고 새로운 것에 도전의식이 강합니다. 말도 안 된다고 생각했지만 일단은 그 원리를 공부하고 관련 자료도 찾아보고 책도 읽어보고 반대론자들의 주장도 꼼꼼히 살펴보았습니다. 간청소를 해보지 않은 상태에서는 간청소 반대론자들의 주장이 더 설득력 있어 보였습니다. 그러나 미국, 유럽, 인도, 호주 등 이미 여러 나라에서 간청소가 하나의 대체요법으로 자리 잡고 있던 터라 어떻게 이런 민간요법이 널리 퍼졌는지 궁금했어요. 그래서 누구 말이 맞는지 간청소를 직접 체험해보기로 했습니다.
　저는 직접 경험하지 않은 것이나 모르는 것은 일단 판단을 보류합니다. 과학적 사실이라고 하는 것도 과학이 더 발전함에 따라 잘못된 것으로 판명되는 일이 많기에 완전히 믿지는 않습니다. 그냥 하나의 견해로만 받아들일 뿐입니다. 특히 이렇게 의견이 분분한 경우에는 누구의 의견도 절대적으로 신뢰하지 않습니다. 어떤 의견에든 열려 있지만 제 몸으로 직접 느끼는 감각과 경험을 더 믿는 편입니다.

제가 간청소를 처음 실행할 무렵 두중감(머리가 묵직한 느낌)이 자주 있었고 고질적인 어깨 통증과 목디스크로 인한 통증을 달고 살았습니다. 목을 받쳐주는 로봇이 있으면 좋겠다고 생각할 정도로 통증이 심했습니다. 그런데 처음으로 간청소를 마친 당일, 그렇게 무겁게 느껴지던 목과 어깨가 너무나 가볍고 상쾌해졌습니다. 진짜 깜짝 놀랄 만큼이요. 혈색과 머리도 덤으로 맑아졌지만 너무나도 심각하던 목의 통증이 없어진 것이 정말 신기했습니다. 물론 며칠 지나서 다시 통증이 시작되었지만 간청소를 반복할수록 어깨와 목 통증이 점점 줄어들었습니다. 그러고는 한동안 간청소를 잊고 지냈습니다.

다시 간청소를 하게 된 건 알레르기성 두드러기의 일종인 묘기증 때문이었습니다. 저는 약사라는 직업상 항상 좋은 재료를 찾기 위해 돈을 아끼지 않고 이것저것을 테스트해보곤 하는데요. 한 병에 몇십만 원이나 하는 천연발효 식초를 테스트하는 중에 그게 제게 맞지 않았는지 온몸에 두드러기가 났습니다. 긁는 대로 부풀어 오르고 항히스타민제를 먹지 않으면 가려워서 미칠 정도였지요. 알레르기성 두드러기를 가라앉히는 여러 방법이 있지만 식단을 바꿔야 했기에 항히스타민제로 버티며 미루던 터였습니다. 그러다 제 환자분 중에 간청소를 하고 나서 두드러기가 말끔히 사라졌다는 분들이 종종 있어서 그때 저도 다시 간청소를 해보자고 마음먹었습니다.

놀랍게도 간청소 한 번 만에 몇 달간 먹던 항히스타민제를 끊을 수 있었습니다. 제가 당시에 아이스크림만 먹으면 바로 두드러기가 올라왔어요. 그런데 간청소를 한 후 두드러기가 올라오지 않는 것이 신기해서 테스트 겸 하루에 아이스크림을 4개나 먹어봤는데도 두드러기가 생기지 않더라고요. 그렇게 간청소를 몇 번 하니 더는 배출되는 게 없어서 간청소를 종료했습니다.

모든 분이 저처럼 단 한 번의 간청소로 가려움증을 깨끗이 가라앉힐 수 있는 것은 아닙니다. 저는 당시에 간청소 한두 달 전부터 체액을 약알칼리로 유지하기 위해 미네랄액과 해독주스, 레몬수를 꾸준히 먹었는데, 이것도 당연히 가려움증에 도움이 됐다고 생각합니다. 가려움증이 사라진 것이 간청소만의 효과라고 보지는 않지만 간청소로 해독 작용이 활발해지며 놀라울 정도로 빠르게 개선된 건 분명한 사실입니다. 서서히 좋아지고 있던 알레르기가 간청소 전후로 확 좋아졌으니까요.

저는 간청소를 직접 경험해봤기에 간청소에 대한 어떤 주장이 진실인지 잘 알고 있습니다. 간청소 시 나오는 덩어리(담석)가 '올리브오일이 장내에서 비누화된 것'이라는 간청소 반대론자들의 주장도 믿지 않습니다. 간청소를 해보신 분이라면 이것이 얼마나 얼토당토않은 주장인지 알 수 있습니다. 간청소를 꾸준히 하다 보면 처음에는 담석이 배출되지만 점점 횟수를 거듭할수록 나중에는 담석처럼 보이는 것들이 배출되지 않습니다. 올리브오일이 장내에서 비누화된 것이라면 꾸준히 해도 그때마다 당연히 나와야 합니다. 하지만 식단을 관리하며 간청소를 꾸준히 하다 보면 더는 배출되지 않는 시점이 오는데, 이것만 보더라도 반대론자들의 주장이 틀리다는 걸 알 수 있습니다.

저는 한 해에 몇백 명에게 간청소에 대한 문의를 받고 진행을 도와드리기도 합니다. 그 덕분에 수많은 체험 사례를 전해 듣습니다. 담석통으로 인해 병원에서 담낭 절제 수술을 받아야 한다고 했던 환자들이 간청소를 한 후 담낭을 절제할 필요가 없게 된 사례도 많습니다. 올리브오일이 비누화된 것에 불과하다면 담낭에 꽉 차 있던 돌들은 도대체 어디로 갔을까요? 간청소 후 그 많던 담석이 불과 3일 만에 사라진 것을 초음파로 확인한 사례도 있습니다.

담낭 절제에 대해서는 어떤 방향으로든 권유하거나 강요하지 않습니다. 건강과 관련된 결정은 어디까지나 당사자의 몫이기 때문입니다. 그럼에도 어떤 선택을 하든 먼저 내 몸의 가치와 소중함을 한 번 더 깊이 생각해보셨으면 합니다. 우리 몸에서 절제해도 괜찮은 장기는 없고, 절제한 후에는 아무리 후회해도 되돌릴 수 없습니다. 비장, 담낭, 갑상선, 자궁 등 여러 장기를 3~4개씩 절제한 환자분들을 종종 만납니다. 많은 수술을 받고 그 이후로 회복되지 않아 후회하는 분들을 보면 너무나 안타깝습니다. 절제를 하기 전에 또 다른 방법은 없는지 적극적으로 찾아보면 좋겠습니다. 절제를 결정하기 전에 먼저 내 몸에 최선의 노력을 다해야 합니다.

담낭은 없어도 되는 기관이 절대 아닙니다. 담즙은 지방을 소화하는 것 외에도 아주 중요한 기능을 합니다. 많은 병이 간 기능이 저하됐거나 담즙을 충분히 배출하지 못해 발생합니다. 간에서 생산하는 담즙이 충분히 분비되지 않거나 제때 배출되지 못하면 몸에 심각한 문제를 일으킵니다. 담석이나 담석통이 있는 분들은 무작정 절제 수술을 택하시기 전에 관련 책이라도 한번 읽어보고 어떤 선택을 내릴지 고민해보셨으면 합니다. 저는 수술을 무조건 반대하는 것이 아닙니다. 다만 다른 선택을 할 기회가 있고 그 선택으로 건강을 되찾을 수 있다면 먼저 그 방법을 시도하시길 권합니다.

간청소는 해외에서 대체의학의 한 부분으로 자리 잡고 있지만 유독 우리나라에서는 민간요법으로 평가절하되어 있습니다. 병원, 약국, 한의원을 통틀어 전국에서 간청소를 진행하는 곳이 거의 없다 보니 전문가들이 아닌 단식원이나 비전문업체에서 진행하고 있습니다. 그런데 전문적인 지식이 없는 상태에서 간청소를 진행하면 전문가의 도움이 필요한 여러 상황이 발생하곤 합니다. 간청소를 하지 않았어야 할 사람이 했다가 부작용을 겪기도 하고 잘못된 방법으로 진행했다가 문제가 생기기도 합니다. 왜 그런 일이 발생하는지, 어떻게 대응해야 하는지 문의할 곳도 마땅치 않습니다. 그렇다 보니 많은 사람이 간청소를 어렵게 생각하거나 아무런 효과가 없다는 식의 오해를 받으면서 신뢰할 수 없는 민간요법으로 전락해버렸습니다.

저는 간청소 요법을 음지가 아닌 양지로 끌어내어 전문가들에 의해 정확하고 안전하게 시행되어야 한다고 생각합니다. 많은 의료 전문가들이 간청소를 직접 체험하고 연구해서 전문적이고 과학적인 지식을 바탕으로 간청소가 올바르고 효과적으로 전파되기를 진심으로 바랍니다. 그래서 이 책에는 간청소를 누구나 두려움 없이 안전하고 효과적으로 진행할 수 있도록 직접 수년간 경험하며 쌓은 노하우를 빠짐없이 담았습니다.

지금까지 출간된 대부분의 간청소 책에서는 간청소를 아무나 해도 좋은 만병통치요법처럼 기술해놓았습니다. 간청소 과정에서 일어날 수 있는 다양한 반응과 준비과정 및 주의사항에 대한 설명이 부족한 탓에 책만 읽고 간청소를 진행한 환자들이 별다른 효과를 보지 못하거나 불편함을 경험하기도 합니다. 또 예상하지 못한 일이 나타나도 어떻게 해결해야 하는지를 몰라 당황하기 일쑤지요. 그래서 이 책에는 실전에서 마주칠 수 있는 다양한 상황을 빠짐없이 담고자 했습니다. 실제로 간청소를 한 분들이 궁금해하는 사항에 대한 답변과 간청소를 잘못한 사례, 부작용 사례, 부작용이 일어난 원인도 함께 실었습니다. 이 책을 읽는 분들은 다른 분들이 경험한 시행착오를 겪지 않고 안심하고 좋은 결과를 얻을 수 있도록 하는 데 역점을 두었습니다.

아울러 기존의 간청소 방법에서 나타난 문제점을 보완하고 더 효율적으로 간청소를 할 수 있도록 방법을 개선했습니다. 기존 방법에서는 사과주스나 오렌지주스, 타트체리주스 등 다량의 과일주스를 일주일간 마시는데, 이 경우 속쓰림이나 혈당의 급격한 상승을 유발할 뿐만 아니라 인슐린 저항성이 증가하고 염증반응을 폭발시키는 당독소가 급격히 생성됩니다. 이런 문제를 해결하기 위해 과일주스가 아닌 간청소에 도움이 되는 약재를 증류하여 만든 액상차(이 책에서는 '간청소준비차'라고 표현함)를 사용하였습니다.

또 기존에는 신장청소를 권장하지만 신장청소 대신 기생충 청소와 장내 환경을 개선했을 때 훨씬 더 좋은 결과를 얻었기 때문에 이 과정을 준비 과정에 도입했습니다. 기생충이 있다면 이를 먼저 제거해야 혈허를 개선할 수 있고, 장내 환경이 좋아져야 간 건강도 궁극적으로 회복되기 때문입니다. 신장청소를 별도로 하지 않더라도 철저한 준비과정을 통해 신장 건강까지 충분히 개선할 수 있도록 구성했습니다.

이 책은 단순히 간청소의 효과와 방법을 알리는 책이 아닙니다. 간청소 외에도 다른 두 가지 중요한 메시지가 담겨 있습니다.

첫째, 몸이 보내는 다양한 신호가 무엇을 의미하는지 알리기 위한 책입니다. 몸이 보내는 신호를 바르게 읽을 때 비로소 만성질환의 원인을 찾아 근본적인 해결에 다가갈 수 있습니다. 이 책에서는 우리 몸의 전체 시스템을 무너뜨릴 수 있는 다섯 가지 주요 신호에 대해 이야기합니다. 정상적인 대사를 방해하는 인슐린 저항성 신호, 양(陽)이 넘칠 때 쉽게 나타나는 심열 신호와 간열 신호, 음(陰) 부족과 자율신경의 불균형을 야기하는 미네랄 결핍 신호, 심한 혈허로 이어지는 기생충 감염 신호를 파악할 수 있도록 함으로써 몸이 내게 무슨 이야기를 하고 싶은지를 알아차리는 데 도움을 주고자 합니다.

둘째, 간과 담낭이 우리 몸에서 얼마나 중요한 역할을 하는지, 숨겨진 역할은 무엇인지, 얼마나 많은 병증이 간 기능 저하와 담즙 분비 저하에서 시작되는지를 알리기 위한 책입니다. 대다수 의료 전문가들이 간과 담즙의 숨겨진 역할을 제대로 인식하지 못하고 다양한 병증이 간에서 비롯된다는 사실을 간과하고 있는 탓에 많은 질환이 만성화된 것입니다. 그 많은 병증의 원인이 간에 있다는 것을 알리는 것이 이 책의 진짜 역할이라 생각합니다.

만성질환의 80퍼센트 이상이 장과 간 문제에서 비롯됩니다.

이 두 기관만 바로잡을 수 있다면 못 고칠 병이 거의 없습니다. 그만큼 중요한 기관들이지요. 간청소를 바르게 알고 진행하는 것은 건강을 지킬 수 있는 엄청난 무기를 장착하는 것입니다. 간청소야말로 간 건강을 스스로 관리하는 평생 해독법이 될 것입니다. 이 책을 만난 많은 분이 간청소를 제대로 알고 실천하여 간 손상으로 고통받는 일이 없기를, 담낭을 쉽게 절제하지 않기를 간절히 바랍니다.

같은 시대를 잘 버티고 열심히 살아주신 여러분께 깊이 감사드리며 이 책이 조금이나마 도움이 되기를 바랍니다. 행복과 평안과 풍요가 여러분과 함께하길 마음 모아 축복합니다. 사랑합니다.

| 차례 |

추천사
다양한 지식을 통합하여 정리한 간청소 요법   7

들어가는 말
간청소야말로 간 건강을 스스로 관리하는 평생 해독법   14

1장 간이 깨끗해야 내 몸이 산다

간은 침묵의 장기가 아니다 간이 보내는 절박한 신호   31
    간肝편한 꿀팁 빌리루빈 수치가 간과 어떤 관계가 있을까?   37
우리 몸에서 간이 하는 7가지 일   38
간의 가장 놀라운 기능, 간주소설   47
    간肝편한 꿀팁 우리 몸에서 간이 하는 일   52
간열은 왜 생기는 걸까?   53
간열이 심해지면 이런 증상이 나타난다   64
    내 몸이 보내는 SOS 간 기능 저하, 간열이 있을 때 신호   69

2장 담석은 누구에게나 있다

알고 보면 수퍼액체! 담즙이 이렇게 중요한 역할을 한다고?!	75
담석은 왜 생길까?	84
담석을 예방하는 아주 쉬운 생활습관	89
이건 꼭 알아두세요! 위장약을 자주 먹으면 생기는 일	96
담석통이 너무 심하다면 이렇게 대처하자	100
담낭 절제, 신중하게 결정해야 하는 이유	104
이런 경우에는 담낭 절제를 고려하자	109
내 몸이 보내는 SOS 심열이 있을 때 신호	112

3장 질병 없는 삶의 출발점, 간청소

나도 간청소를 해야 할까?	117
간청소 반대론자들에 대한 반론	120
간청소를 해야 하는 분들	132
간 편한 꿀팁 지방간의 주범은 과당이다!	136
간청소를 하지 말아야 하는 분들	138

4장 쉽고 빠른 실전 간청소

간청소 준비하기   149
    내 몸이 보내는 SOS 기생충 감염이 있을 때 신호   149
    내 몸이 보내는 SOS 미네랄 결핍이 있을 때 신호   160
    이건 꼭 알아두세요! 이런 분들은 소금물을 드시지 마세요!   162
    간肝편한 꿀팁 귀신보다 무서운 당독소 이야기   169

누구나 쉽게 하는 간청소 방법   171

간청소 시 주의 사항   184

간청소 후 빠르게 회복하는 방법   191

5장 간청소, 진짜 이야기들

간청소 성공 후기 "간청소 후 이렇게 달라졌어요!"   199

간청소 후 예상치 못한 부작용은 이렇게 해결하자   228
    내 몸이 보내는 SOS 인슐린 저항성이 있을 때 신호   239

간청소 Q&A 자주 묻는 질문에 대한 속 시원한 답변   257

6장 일상에서 간 건강 지키기

간이 좋아지는 생활습관	273
몸에 좋다고 알려졌지만 간수치를 올리는 식품	279
양의 음식, 음의 음식	286
陽 양의 음식(따뜻한 성질의 화기 음식)	288
陰 음의 음식(차가운 성질의 수기 음식)	289
간肝 편한 꿀팁 상식으로 알아두면 좋은 밀가루 이야기	290

맺는말   291

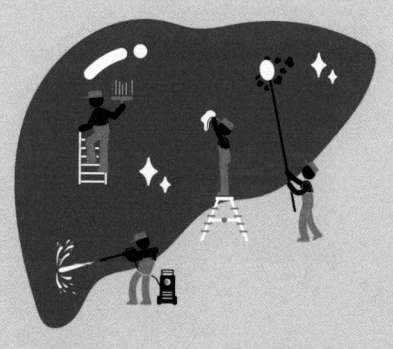

1장

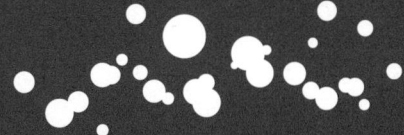

간이 깨끗해야 내 몸이 산다

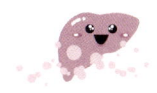

간은 침묵의 장기가 아니다
간이 보내는 절박한 신호

"간은 침묵의 장기"라는 말을 많이 들어보셨지요. 간이 정말 나빠지기 전까지는 우리 몸에 별다른 자각증상이 나타나지 않는다는 뜻에서 이런 말이 나왔는데요, 사실 간은 스트레스에 가장 민감한 장기이고 힘들면 다양한 신호를 보내 자신이 얼마나 힘든지 열심히 표현합니다. 인체의 장기 중 중요하지 않은 게 없지만, 한시도 쉬지 않고 일하는 간과 심장은 가장 열을 받기 쉬운 장기입니다. 사람도 열을 받으면 성질을 내거나 시끄럽게 구는 것처럼 간이나 심장도 마찬가지로 열을 받으면 시끄럽게 신호를 보냅니다.

한의학에서는 심장이 열을 받은 상태를 '심열', 간이 열을 받은 상태를 '간열'이라고 표현합니다. 심열이 생기면 심장이 쿵쾅거리거나 빠르게 뛰기도 하고 심장에 통증이 생기거나 숨 쉬기 어려워지니 바로 인식할 수 있습니다.

반면에 간열은 심각해지기 전까지는 간 자체에는 별다른 통증이 없고 간수치도 변화가 없는 편입니다. 파괴되는 간세포가 증가할 때 간수치가 높아지는데, 간세포는 수명이 다하면 파괴되는 게 정상입니다. 간수치가 정상보다 높아졌다면 파괴되는 간세포가 비정상적으로 많아졌다는 것을 의미합니다. 하지만 간 기능이 저하되거나 간열이 생겼다고 간세포가 바로 파괴되는 건 아니므로 간수치가 정상인 경우가 많습니다. 그래서 간수치만으로는 간 건강을 정확히 알 수 없습니다.

그런데 간은 여러 다양한 신호를 보내 자신이 정상적인 상태가 아님을 끊임없이 알립니다. 다만 그 증상이 간에서 시작됐다는 것을 모르는 까닭에 간을 침묵의 장기라 부르게 된 것입니다. 많은 증상과 병이 간에서 시작되고, 간이 좋아지면 많은 증상과 병이 사라집니다.

안타깝게도 현대의학으로는 간 기능 저하나 간열을 측정할 방법이 없습니다. 간 기능이 저하되어 있다는 것은 간이 처리할 수 있는 용량이 적다는 것이고, 처리할 수 있는 용량은 적은데 처리할 게 많으니 간에 과부하가 걸려 간열이 생깁니다. 현대의학에서 측정하는 간검사로는 간세포가 파괴되거나 빌리루빈 수치가 증가하거나 간염, 지방간, 담도 폐쇄와 같은 심각한 문제가 있을 때에만 간에 이상이 있다고 인지합니다. 이렇다 보니 간열이나 간 기능 저하로 생기는 다양한 증상이 간에서 비롯된 것임을 알지 못합니다.

하지만 이런 심각한 문제가 생기기 전부터 간은 정말 많은 신호를 보냅니다. "내가 지금 죽겠으니까 제발 나 좀 쉬게 해줘!"라고 소리를 지르는데, 우리는 그게 간이 보내는 신호라는 것을 모르니 무시할 뿐인 거죠. 현대의학에는 열중에 대한 개념이 없어서 간열로 생긴 다양한 증상이 간 때문이라는 것을 받아들이기 어렵습니다. 그래서 실제 간열이나 간 기능 저하로 생긴 여러 증상이 있어도 병원에 가면 항상 "간은 건강합니다"라는 말만 듣게 됩니다.

개인적인 경험을 말씀드리자면, 저는 술 한 잔도 못 마십니다. 소주 반 잔에 얼굴이 빨개지고 조금만 마셔도 숙취가 생겨 잘 풀리지 않아요. 카페인 해독도 잘 안되어서 커피만 마시면 팔다리에 힘이 빠지고 가슴이 두근거리며 잠을 못 잡니다. 약을 먹어도 해독이 안되고 약물 부작용이 오래 지속되며 수면마취를 해도 깨는 데 시간이 오래 걸리는 편입니다. 이런데도 간수치는 단 한 번도 나쁘게 나온 적이 없습니다. 어릴 때부터 눈과 피부가 건조하고, 두통도 자주 생기고, 소화불량과 역류성식도염을 달고 살

앉지요. 비염과 알레르기도 심해서 이비인후과, 피부과, 안과를 사흘이 멀다 하고 들락날락했습니다.

게다가 20대 초반부터 고질적으로 저를 괴롭혀온 질환이 있는데요, 목과 어깨, 견갑골의 통증입니다. 그게 30대 중후반이 되니 목디스크로 오고, 나이 사십이 넘어가니 목을 들고 다니기도 힘들 정도로 목디스크가 심각해졌습니다. 잠깐 앉아 있는 것도 힘들고 병원에 치료를 위해 갖다 바친 돈이 어마어마했는데도 이를 해결할 수가 없었어요. 그나마 영양요법으로 일상생활에 큰 지장이 없을 정도로 개선되긴 했지만 그래도 스트레스를 받거나 잠을 하루라도 편히 못 자면 곧바로 목과 어깨에 통증이 심해졌습니다. 어릴 때부터 병원을 참 많이 다녔지만 그게 간에서 비롯된 문제라는 것을 이야기해주는 곳은 단 한 곳도 없었습니다. 검사를 해도 모든 수치가 다 좋았으니까요.

그러다가 동양의학을 공부하면서 음양의 균형, 메마름증(체액부족)과 혈허(혈부족), 간열, 심열, 폐열, 위열 등 열증의 개념을 알게 되어 몸에 적용하기 시작했습니다. 그 과정에서 여러 제품을 테스트하며 몸이 더 나빠지기도 했어요. 목의 통증도 훨씬 심해지고, 머리카락도 수북하게 빠지고, 눈도 건조하다 못해 빠질 듯 아팠습니다. 그래도 포기할 수 없었습니다. 저와 같은 증상을 호소하는 분들이 너무나 많았고 그걸 어떻게 해결해드려야 할지 항상 숙제로 남아 있었기 때문입니다. 반드시 원인과 답을 찾아내야 했습니다. 그렇게 몇 년을 열심히 헤매다 보니 자연스레 체질 공부도 하게 됐고, 약재나 영양제와 식품을 체질에 맞게 적용할 수 있는 지식과 경험이 쌓였습니다.

그렇게 얻은 배움으로 체질에 맞게 식단을 바꾸고, 미네랄과 소금물로 메마름증과 혈허를 개선하고, 기혈 막힘을 뚫는 제품을 써서 간에 쌓인 열을 빼줬더니 놀라운 일이 벌어졌습니다. 간에 정체된 열이 내려가니 목과 어깨의 통증, 목디스크가 좋아졌고 머리카락도 잘 빠지지 않고 역류성식도염, 소화불량, 두통도 사라졌습니다. 찢어질 듯 건조하던 피부도, 침침하던 눈도 모두 좋아졌지요. 저를 괴롭히던 이 많은 병증이 간에서 비롯됐다는 것을 몸소 체험한 것입니다. 병증의 진짜 원인을 몰라 오랫동안 헤맨 저처럼 아직도 수많은 사람이 병의 원인이 간에서 시작된 것을 모르고 헤매고 있습니다.

우리 몸은 한 군데만 망가져도 신호를 계속 보냅니다. 증상이 있는 부위에만 집중하지 말고 그 신호가 어디에서 시작된 것인지를 파악해야 만성질환을 개선할 수 있습니다. 증상만 치료하는 대증요법에만 매달리면 문제의 근본 원인이 해결되지 않아 질환이 만성으로 계속됩니다. 병증이 깊은 만성질환은 대부분 그 신호가 간에서부터 시작합니다. 간수치만 보고 간이 건강하다고 착각하지 말고 간이 살려달라고 보내는 신호를 이제는 알아채야 합니다. 많은 병이 간 기능 저하와 간열에서 비롯되는 만큼 증상으로 간 건강을 체크해보아야 합니다. 간 건강을 체크하는 방법은 뒤에서 자세히 말씀드리겠습니다.

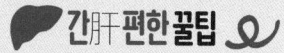

빌리루빈 수치가 간과 어떤 관계가 있을까?

빌리루빈(bilirubin)은 오래된 적혈구가 비장에서 분해될 때 생기는 노란색 색소로, 간에서 처리된 뒤 담즙과 함께 몸 밖으로 배출돼요. 빌리루빈은 기름에 녹는 지용성 물질이라서, 간에서 물에 녹는 수용성 형태로 바뀌어야 담즙을 통해 잘 배출될 수 있어요. 그런데 간 기능이 떨어져 빌리루빈을 수용성으로 못 바꾸거나 담도가 막히면, 빌리루빈이 배출되지 못하고 혈액 속으로 들어가게 됩니다. 혈액에 빌리루빈이 많이 쌓이면 피부나 눈이 노랗게 변하는 '황달'이 생겨요.

또 용혈성 빈혈처럼 적혈구가 너무 많이 파괴될 경우, 간이 빌리루빈을 다 처리하지 못해 역시 황달이 생길 수 있어요. 길버트증후군이라는 유전 질환이 있으면, 간에서 빌리루빈을 수용성으로 바꾸는 효소가 부족해서 황달이 생기기도 해요.

이처럼 빌리루빈 수치가 높아지는 이유는 여러 가지가 있지만, 일반적으로는 간 기능 저하나 담도 폐쇄와 관련이 깊어요. 그래서 혈액 속 빌리루빈 수치는 간이 잘 기능하고 있는지, 담즙이 잘 배출되고 있는지를 판단하는 중요한 지표로 사용돼요.

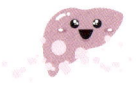

우리 몸에서 간이 하는 7가지 일

간은 우리 몸의 독소를 해독합니다. 독소는 대부분 지용성(脂溶性) 물질입니다. 해독은 지용성 독소를 수용성으로 변환시켜 몸 밖으로 내보내기 쉽게 만드는 과정으로, 2단계에 걸쳐 이루어져요. 1단계 해독이 끝나면 중간대사체가 만들어지고, 이 중간대사체는 2단계 해독을 거쳐 배출됩니다.

그런데 1단계 해독이 진행됐다고 독성이 약해지는 것이 아닙니다. 1단계 과정을 통해 독성이 더 강해지기도 하고 독성이 없던 물질이 발암물질로 변하기도 합니다. 그래서 1단계 과정에서 2단계 과정으로 빠르게 진행되는 것이 중요합니다. 2단계 과정을 거치면 중간대사체는 독성이 적고 배출되기 쉬운 수용성 물질로 변합니다. 해독 과정 중에도 활성산소가 생성되고 이로 인해 간손상이 일어나는데, 활성산소를 제거하는 항산화제나 Nrf2 nuclear factor erythroid 2-related factor 2 활성화제는 간손상을 예방합니다. 우리 몸에는 자체적으로 활성산소를 제거하는 강력한 항산화 시스템이 있는데, 그게 바로 Nrf2입니다. Nrf2는 항산화효소와 해독효소를 증가시켜 세포를 보호합니다. Nrf2는 전신에 거의 존재하지만, 항산화 작용과 해독작용이 중요한 간에서 더 활발해요. Nrf2가 활성화되면 글루타티온glutathione이 증가하고 간세포가 보호되며 간해독 능력이 좋아집니다. Nrf2를 활성화하는 물질로는 설포라판, 커큐민, 아티초크, 실리마린, 카테킨 등이 있습니다. 간열이 심하지 않은 경우에는 Nrf2 활성화제만으로도 간에 큰 도움이 됩니다.

간은 담즙을 생산해 소화를 돕습니다. 담즙은 지방과 지용성 비타민의 소화, 흡수를 돕습니다. 위장에서 내려온 음식물을 중화시켜 소장으로 내려보내기도 하지요. 담즙은 간에서 처리된 노폐물과 빌리루빈, 콜레스테롤, 열을 가지고 배출됩니다. 담즙이 원활하게 배출되지 않으면 간에 노폐물과 열이 쌓이고 간 기능이 저하되며, 빌리루빈과 콜레스테롤 수치에도 문제가 생길 수 있습니다.

간은 탄수화물, 지방, 단백질을 대사하고, 다양한 단백질을 합성합니다. 간은 혈장 단백질의 90퍼센트 이상을 합성하며, 알부민, 혈액응고인자, 철을 운반하는 단백질인 트랜스페린transferrin, 저장철인 페리틴ferritin, 염증반응 시 증가하는 CRP(C-반응 단백질), 중성지방과 콜레스테롤을 운반하는 지질단백질 등을 합성합니다.

간은 혈당을 조절합니다. 간은 췌장과 함께 혈당 조절에 핵심적인 기관이지요. 혈당이 높아지면 간은 포도당을 글리코겐으로 저장했다가 혈당이 낮아지면 저장한 글리코겐을 포도당으로 전환하여 혈당을 유지합니다. 또 간은 혈당이 낮아지면 당 신생 작용을 통해 비탄수화물로 포도당을 생성하기도 합니다.

그런데 간 내 인슐린저항성이 생기면 포도당 생산을 억제하지 못해 비정상적으로 포도당을 많이 만들게 돼요. 인슐린이 간에서 포도당 생산을 억제하여 혈당이 과도하게 상승하지 않도록 막아주는데, 인슐린 신호에 제대로 반응하지 못하면 혈당 조절이 어려워지는 거죠. 공복혈당도 이런 원인으로 높아집니다. 공복혈당이 높은 원인으로는 간 내 인슐린저항성, 간열, 간염, 교감신경 항진, 스트레스, 기저 인슐린 부족, 췌장 기능 이상 등이 있습니다. 이런 원인들 중 상당수가 간 기능 저하와 밀접한 관련이 있으니 공복혈당이 높다면 간 기능을 먼저 점검해보세요.

간은 콜레스테롤을 생산, 분해, 배출합니다. 간에서 생산된 콜레스테롤은 VLDL(초저밀도 지질단백질), LDL(저밀도 지질단백질) 같은 지질단백질로 감싸져 다른 조직으로 이동합니다. 조직으로 이동한 콜레스테롤은 세포막의 구성성분이 되고, 성호르몬, 부신피질호르몬 같은 스테로이드호르몬 합성에 이용되며, 사용되지 않은 콜레스테롤은 HDL(고밀도 지질단백질)로 포장되어 다시 간으로 운반됩니다.

또 콜레스테롤은 담즙산을 만드는 데 쓰이고 담즙을 통해 배출됩니다. 콜레스테롤 수치에 문제가 생겼다면 식생활, 인슐린저항성, 대사 저하, 탈수, 만성염증 등 여러 원인 때문일 수 있는데, 간 기능 저하도 주요 원인 중 하나입니다. 간 기능 저하가 생기면 콜레스테롤의 합성과 배출에 문제가 생길 수 있거든요. 특히 좋은 콜레스테롤로 알려진 고밀도 콜레스테롤HDL-chol 수치가 지나치게 높으면 만성염증이나 간 기능 저하를 의심해보셔야 해요. 많은 분이 고밀도 콜레스테롤 수치가 높을수록 좋다고 생각하지만 고밀도 콜레스테롤이 85mg/dl 이상일 경우 주의가 필요합니다. 과도한 고밀도 콜레스테롤 수치는 이상반응의 신호일 수 있으니까요.

간은 혈액을 저장합니다. 혈액을 저장하고 있다가 필요할 때 방출하여 혈액순환과 혈압 조절에 도움을 줍니다. 간이 제 기능을 못하면 빈혈이나 혈허가 생길 수 있습니다. 혈허는 빈혈보다 넓은 개념으로, 전체적으로 혈액이 부족한 상태를 의미하고, 빈혈은 적혈구 내에 혈색소(헤모글로빈) 농도가 낮은 상태를 의미합니다. 그런데 정상적으로 식사를 하는데도 혈색소 수치가 심각하게 낮은 경우를 종종 봅니다. 이런 경우는 대개 간열이나 기생충 감염, 지속적인 출혈 때문이에요. 지속적인 출혈도 간열과 관련이 깊은 경우가 많습니다.

한번은 50대 여성이 몇 년 동안 주기적으로 병원에 가서 철분제 주사를 맞는데도 혈색소 수치가 9g/dL 이상 올라가지 않는다고 문의를 하셨어요. 여성의 경우 정상 수치가 12g/dL 이상입니다. 그런데 주사를 맞기 전에는 7g/dL 이하였고, 빈혈 증상이 심해 일상생활이 힘들 정도였어요. 그동안 각종 철분제를 꾸준히 드셨고 철분주사도 맞는데 그 이상으로는 수치가 올라가지 않았다고 합니다. 이렇게 철분제를 드시는데도 개선되지 않는다면 신장이나 골수 기능에 문제가 생겼거나 암 환자거나 간열이나 기생충 감염이 있음을 의미합니다.

이분은 혈액검사 수치에는 별문제가 없었고, 생리량이 많은 편이었기에 간열이 의심됐지요. 역시나 간열이 있을 때 나타나는 증상을 거의 다 가지고 있었습니다. 그러나 간수치는 정상이었기에 과다한 생리량과 빈혈의 원인이 간에서 비롯됐다는 것을 의심조차 못했던 거예요.

이렇게 오랫동안 빈혈이 심각했다면 세포탈수도 심각하고 세포 기능도 크게 저하될 수밖에 없습니다. 세포 기능을 개선하지 않으면 간 기능을 회복하기 어려우므로 이를 개선하기 위해 활성이 좋은 미네랄액이 필요한 상황이었고요. 혈색소 수치를 빠르게 높이기 위해 흡수율이 더 높은 철분제로 바꿔드렸습니다. 담즙 분비가 너무 안되는 상태여서 이담제가 필요했는데, 오랜 기간 철분제를 복용하셨기에 항산화 작용이 강화된 이담제를 썼습니다. 또 간열이 심각했기 때문에 기혈 막힘을 뚫어 정체된 간열을 순환시켜 주는 제품을 같이 드시게 했어요. 그랬더니 몇 년 동안 노력해도 개선되지 않던 혈색소 수치가 불과 2~3개월 만에 정상 수치까지 올라왔고 피곤함과 소화 기능, 생리 과다 등 많은 것이 좋아졌습니다.

빈혈 증상으로 고생한 40대 여성의 사례도 이야기해볼게요. 이분은 평상시에도 어지럼증, 피곤, 두통, 가슴 두근거림, 구토 등 빈혈로 의심되는 증상이 너무 심했고, 특히 생리 전후로는 유독 힘들어했어요. 이분은 다른 약국에서 저장철인 페리틴 제제로 된 철분제를 사서 하루 여섯 앰플씩 드셨다고 합니다. 물론 그것 말고도 여러 영양제를 복용했는데 이런 증상이 개선되지 않고 여전히 심했습니다. 그나마 생리 때 철분제를 여섯 앰플씩 먹으면 조금 나아져서 그렇게 복용하셨대요.

하지만 철분제를 이렇게 고용량으로 복용하면 산화 스트레스가 커집니다. 페리틴 제제니 산화 스트레스와 무관하다고 생각할 수 있지만, 몸속에 저장된 페리틴이 많아지면 우리 몸은 더 이상 철을 저장하려 하지 않고 철이온을 방출합니다. 그렇게 혈중 철분 농도가 높아지면 자유라디칼을 생성하는 반응을 촉진하지요. 자유라디칼은 짝을 이루지 못한 불안정한 전자를 가진 물질로, 불안정하기에 다른 분자와 쉽게 결합하거나 전자를 뺏으려는 성질이 강합니다. 그 과정에서 세포와 조직의 구조가 망가지고 제 기능을 못하게 됩니다. 따라서 어떤 철분제라도 고용량으로 복용하는 것은 항상 조심해야 합니다. 혈색소 수치가 낮아서 고용량으로 복용해야 한다면 항산화제도 같이 섭취해야 세포와 조직이 손상되는 것을 막을 수 있습니다.

이분처럼 혈색소 수치가 정상인데도 빈혈일 때 나타나는 증상들이 심하다면 간열 때문일 가능성이 높습니다. 까라짐과 혈부족 증상이 심각했기에 기생충 감염도 매우 의심되는 상태였습니다. 그래서 이분에게는 철분제를 끊게 하고 기생충 청소를 먼저 시작했어요. 여기에 체액을 채우기 위해 미네랄액도 드셨습니다. 두 달 정도 충란이 쏟아져 나왔는데, 그동안에도 증상이 빠르게 개선됐고요, 기혈소통을 도와주는 제품 등을 써서 간열도 개선해드렸더니 4개월 후쯤 증상이 거의 다 사라졌습니다.

간열이 심한 분들에게 미네랄액을 같이 쓰는 이유는 음양의 균형을 맞추고 세포 기능을 회복시키기 위해서입니다. 열은 물로 내릴 수 있고, 미네랄액이 음과 체액을 보충해주거든요. 단순히 간열만 빼서는 세포 기능이 살아나지 않고, 음이 부족한 상태는 여전하기에 궁극적인 개선이 어렵습니다.

혈허가 심하다면 기생충 감염이나 간열, 철분 결핍, 미네랄 결핍, 아미노산 결핍과 같은 원인을 모두 체크해보아야 합니다. 빈혈 증상이 있다고 무조건 철분제부터 복용하지 마세요. 특히 철분제를 복용해도 개선되지 않는다면 다른 원인이 있지는 않은지 꼭 살펴보세요. 원인을 모르는 상태에서 철분제를 고용량으로 드셔도, 장기간 드셔도 안 됩니다.

간은 호르몬을 대사, 분해, 조절합니다. 호르몬은 내분비기관에서 생성되는 신호전달물질로 몸 전체의 항상성을 유지하고 다양한 생리적 기능을 조절합니다. 간은 호르몬을 활성화 또는 비활성화하기도 하고, 체외로 배출할 수 있는 형태로 변화시킴으로써 체내 호르몬 균형을 유지합니다. 교감신경계 호르몬인 노르에피네프린과 에피네프린, 성호르몬, 갑상선호르몬, 스트레스호르몬인 코르티솔, 혈당을 조절하는 호르몬인 인슐린과 글루카곤 등 다양한 호르몬을 대사시키고 분해합니다. 간 기능이 저하되면 이런 호르몬 균형을 조절하기 어려워집니다. 교감신경이 항진되기도 하고, 에스트로겐 우세가 나타나며, 갑상선 질환이 생기기 쉽습니다. 부신 기능 저하나 만성 염증이 생기고, 혈당 조절에도 문제가 생길 수 있죠. 이렇게 간은 호르몬 조절에 핵심적인 기관으로 간 기능에 이상이 생기면 몸 전체 시스템에 큰 혼란을 야기합니다. 따라서 간 기능 저하는 단순히 간에 국한된 문제가 아닌 몸 전체의 건강을 좌우하는 심각한 문제로 이어질 수 있습니다.

간은 독소 해독부터 담즙 생산, 소화, 혈액 저장, 혈당 조절, 호르몬 조절, 다양한 물질을 생산, 분해, 배출하는 일을 합니다. 어느 하나 중요하지 않은 일이 없지만 담즙을 생산하고 배출하는 것과 다음에 설명할 간주소설(肝主疏泄)이야말로 가장 중요한 역할이라 생각합니다.

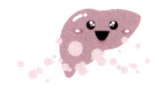

간의 가장 놀라운 기능, 간주소설

간이 하는 가장 중요한 일이 뭘까요? 워낙 많은 일을 하지만 가장 놀라운 작용은 간주소설입니다. 간이 하는 작용을 거의 다 설명할 수 있을 정도로 간주소설은 중요한 의미를 담고 있습니다. 간주소설이란 '간이 소설(疏泄) 작용을 주관한다'는 말이죠. 소설 작용이 뭘까요?『한의학대사전』에 나와 있는 내용을 그대로 옮겨보겠습니다.

> "간주소설. 간은 소통시키고 배설하는 기능을 주관한다. 소설 이란 막힌 것을 소통시키고 엉기어 있는 것을 내보내는 기능 을 말한다. 예를 들면 간주소설은 간기(肝氣)가 정체된 것을 소 통시키고 담즙을 내보내는 간의 기능을 말한다."

『한의학대사전』에서는 이를 더 자세히 설명하고 있습니다.

첫째, 간의 소설 작용은 정서 활동에 영향을 준다는 것이다. 옛 의학서에는 간기가 잘 소통되면 정서 활동이 정상적으로 유지되고 간기(肝氣)가 장애되면 노하거나 우울해지는 등 정서 활동에 변화가 온다고 하였다.

이는 간이 소설 작용을 제대로 하지 못하면 불안장애, 공황장애, 우울증이 생길 수 있고 화를 제어할 수 없고 예민해진다는 말입니다. 화가 많다면 간 기능이 저하되어 있을 가능성이 높습니다. 실제로 남편이 피곤해서 간영양제를 사다 줬더니 "남편이 간영양제를 먹고 신기하게도 온화해졌어요"라고 말씀하는 분들이 종종 있습니다.

둘째, 간의 소설 작용은 소화 기능과 관계가 있다는 것이다. 옛 의학서에는 비(脾)의 운화(運化) 작용과 담즙 배설은 간기의 소설 작용의 도움을 받아야 진행된다고 하였다.

여기서 비(脾)는 보통 췌장을 말하는데, 넓게는 위장까지 포함

합니다. 운화(運化)란 음식물을 소화하여 영양분과 수분을 온몸으로 운반하는 것을 말합니다. 간이 막힌 것을 소통시키고 엉기어 있는 것을 내보내야 소화가 잘되고 영양분과 수분 공급이 잘되며 담즙도 원활하게 배설된다는 의미입니다. 간이 이런 소설 작용을 못하면 소화불량, 역류성식도염, 복부팽만이 생길 수 있고, 더 나아가서는 위축성위염(만성염증으로 위점막이 얇아진 상태), 장상피화생(위암 전 단계로 위점막이 장점막과 비슷하게 바뀐 상태)으로 발전할 수 있습니다.

셋째, 간의 소설 작용은 일부 아픈 증상과 관계가 있다는 것이다. 옛 의학서에는 소설 작용이 장애되어 간기가 정체되면 기와 혈액순환이 장애되어 아픈 증상이 생긴다고 하였다. 예를 들면 간질환 때의 옆구리가 아픈 증세 등이다.

간이 막힌 것을 소통시키고 엉긴 것을 내보내는 작용을 하지 못하면 기와 혈이 정체되어 통증이 생긴다는 말입니다. 특히 오른쪽 옆구리, 등, 어깨와 목 등에 통증이 생깁니다. 다리에 쥐가 잘 나거나 근육통이 잘 생기기도 합니다. 이는 간주근(肝主筋), 즉 간이 근육을 주관하기 때문인데, 근육이 아프다는 건 근육을 주관하는 간에 문제가 생겼다는 말이기도 합니다. 종아리가 돌덩이처럼 뭉쳐 너무 아프거나 목디스크가 있거나 어깨 뭉침이 잦거나 안면근육에 경련이 나는 것도 모두 간에 문제가 생겨 나타나는 증상들입니다. **열이 정체된 곳에 통증이 있고, 통증이 있는 곳에 염증이 있습니다. 통증=염증=열증이라고 보셔도 됩니다.**

넷째, 간의 소설 작용은 월경과 일정한 관계가 있다는 것이다. 옛 의학서에는 간의 소설 작용이 장애되면 월경불순 증상이 나타난다고 하였다.

이는 간이 소설 작용을 못하면 생리불순, 부정출혈, 생리 과다, 생리통이 나타날 수 있다는 말입니다. 더 나아가서는 자궁선근증, 자궁내막증, 자궁근종, 자궁물혹도 생길 수 있습니다. 특히 자궁에 열이 정체되면 염증반응이 지속되고 조직이 변성됩니다. 기의 순환이 잘 이루어져서 열이 정체되지 않고 원활히 흐르면 조직이 변성될 이유가 없습니다. 간열을 잘 빼주고 간 기능을 개선하면 이런 질환들도 자연스럽게 개선됩니다.

정리하자면, 간주소설이란 간이 전신에 기와 혈을 소통시켜 기혈순환이 원활해지도록 하는 작용을 말합니다. 간은 모든 장기와 연결돼 기혈 소통이 막히지 않도록 관리해주는 우리 몸의 감독관입니다. 간이 이 역할을 못할 때 한의학에서는 간기울결(肝氣鬱結)이 생겼다고 합니다. 간기울결이란 간의 기운이 원활하게 소통하지 못하고 한곳에 몰려 있는 상태, 즉 기의 흐름이 막힌 상태를 의미합니다. 그런데 간이 제 기능을 못하면 기혈소통이 막혀 간에만 열이 정체되는 것이 아니라 심장, 자궁, 장, 폐, 위장, 신장, 췌장, 뇌, 골수, 비장 등 어느 조직에든 열이 정체될 수 있습니다. 이렇게 정체된 열은 장기를 손상시킵니다.

  간이 건강해야 기혈순환이 잘됩니다. 어느 곳에 염증이나 통증이 생겼다는 것은 열이 정체되어 있다는 뜻이고, 기혈순환이 잘되지 않는다는 것이며, 간이 제 기능을 하지 못한다는 의미입니다. 앞에서 나열한 많은 증상의 근본 원인은 대부분 간에서 시작합니다. 기혈순환이 잘돼야 건강하고, 많은 질환이 개선됩니다. 그만큼 간은 우리 몸에 지대한 영향을 미칩니다.

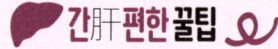

우리 몸에서 간이 하는 일

1. 독소 해독

⭐ 2. 담즙 생산

3. 탄수화물, 지방, 단백질 대사와 합성

4. 혈당 조절

5. 콜레스테롤 생산, 분해, 배출

6. 혈액 저장

⭐ 7. 호르몬 대사, 분해, 조절

⭐ 8. 간주소설. 기혈순환

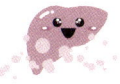

간열은 왜 생기는 걸까?

한의원에 가면 간열이 있다는 이야기를 듣는 경우가 꽤 많습니다. 수많은 병증의 원인이 되기 때문이지요. 간열이란, 간이 처리할 수 있는 일보다 더 많은 일을 해서 과부하가 걸린 상태를 말합니다. 예를 들어, 20평대에 사용할 보일러를 60평대 집에서 사용한다고 가정해볼게요. 20평용 보일러로 60평을 덥혀야 하니 보일러가 쉼 없이 돌아가고, 그 수명도 빨리 단축되겠죠. 쉬지 않고 보일러가 돌아가는 데도 집은 쉽게 따뜻해지지 않고 보일러는 항상 뜨겁습니다.

간도 마찬가지입니다. 간이 처리할 수 있는 일보다 더 많은 일을 하면 과부하가 걸려 항상 열이 넘치는 상태가 되는데, 이를 간열이 있다고 표현합니다. 이렇게 계속 혹사당하면 수명이 짧아지고 기능도 저하됩니다. 그래서 간열이라는 동양의학적 개념을 서양의학적 개념으로 표현하자면 '간 기능 저하'라고 할 수 있습니다. 그럼, 간열은 왜 생기는 걸까요?

간열이 생기는 원인은 다음과 같습니다.
첫째, 간 내 인슐린저항성
둘째, 담즙 분비, 배출에 이상
셋째, 지방간
넷째, 내 몸에 맞지 않는 식품을 자주 섭취
다섯째, 화학물질, 독성물질
여섯째, 과도한 스트레스
일곱째, 장점막 약화, 장누수

그러면 위에 열거한 일곱 가지 원인을 하나하나 자세히 살펴보겠습니다.

간 내 인슐린저항성

인슐린은 포도당이 세포 안에 잘 들어갈 수 있도록 문을 열어주는 역할을 합니다. 그런데 인슐린저항성이 생기면 인슐린이 있어도 문이 잘 열리지 않아서 포도당이 세포 안에 쉽게 들어가지 못합니다. 포도당이 들어가서 에너지로 전환되어야 하는데 인슐린저항성이 생기면 어떤 세포도 충분한 에너지를 만들어내지 못하지요. 세포가 일을 잘하려면 에너지가 충분해야 하는데 그게 어려워지니 간 기능이 저하되고, 조금만 일해도 과부하가 걸려 간열이 생깁니다. 인슐린저항성이 생기는 이유는 비만, 운동 부족, 대사 저하, 호르몬 불균형, 스트레스, 폭식, 과식 등 여러 가지가 있지만 정제 탄수화물이나 지나친 탄수화물 섭취가 가장 큰 원인입니다. 설탕, 밀가루, 액상과당 같은 정제 탄수화물과 과도한 탄수화물 섭취를 줄여야 인슐린 민감도가 높아져 간 기능이 좋아집니다.

담즙 분비, 배출에 이상

우리 몸에서 열은 어떻게 빠지는 걸까요? 땀과 대변, 소변을 통해 빠지고, 몸에 있는 모든 구멍(눈, 코, 입, 귀, 방광, 항문, 질, 모공, 땀구멍)을 통해 빠져나갑니다. 장기도 마찬가지입니다. 간에서 담즙을 배출할 때나 췌장에서 췌장액을 배출할 때 열이 빠집니다. 뭔가를 내보낼 때 열도 같이 빠집니다. 그래서 담즙을 충분히 분비, 배출하지 못하면 독성물질을 배출하지 못할 뿐만 아니라 간에 쌓인 열도 잘 빠지지 않습니다. 간열이 쌓일수록 담즙은 더 메말라버리고 간열은 심해지는 악순환이 반복됩니다. 담즙이 충분히 만들어져야 열도 잘 빠져나가 간이 건강해집니다.

간에 수분이 부족하면 담즙도 부족해지고 끈적끈적해져 배출이 원활하지 않습니다. 그래서 간이 메마르지 않도록 혈액과 체액이 충분해야 하는데 그 역할을 해주는 것이 바로 소금물과 미네랄입니다. 너무 싱겁게 먹으면 우리 몸의 혈액과 체액이 감소하여 세포탈수가 일어나고 세포의 기능이 저하되는 등 각종 문제가 발생합니다.

지방간

사람도 비만해지면 조금만 움직여도 힘들잖아요. 간도 마찬가지입니다. 지방간이 생기면 간 내 담관이 눌려 담즙 흐름을 방해하고, 간 내 담관에 지방 찌꺼기가 쌓여 담즙이 잘 빠져나가지 못합니다. 담즙이 노폐물과 독소, 열을 가지고 빠져나가야 간도 쉴 수 있을 텐데, 그러지 못하니 간에 자꾸 독성물질과 열이 쌓이고 기능이 저하됩니다. 지방간이 심한 분들은 대개 간열도 심한데,

지방간을 개선해야 간열도 개선됩니다.

내 몸에 맞지 않는 식품을 자주 섭취

우리가 건강을 위해 챙겨 먹는 음식도 간에 문제를 일으키곤 합니다. 음식은 따뜻한 성질을 가진 화기 음식과 찬 성질을 가진 수기 음식이 있습니다. 1990년대 이전에는 고기보다는 나물 반찬과 채소 위주로 식사를 했기에 수기 음식의 비중이 높은 편이었지만 오늘날에는 화기 음식의 비중이 월등히 높은 편입니다. 그래서 대다수 사람들은 따로 양기를 보충해야 할 필요가 없습니다. **그런데도 예전에 못 먹던 때를 잊지 못하고 보양을 해야 한다며 생강, 마늘, 소고기, 닭고기에다 녹용, 홍삼, 공진단, 흑염소 즙까지 먹으며 양기를 넣어주기 일쑤지요. 그래서 현대인의 간은 혹사당하다 못해 항상 열이 받아 있습니다.**

우리 몸은 음과 양이 균형을 이룰 때 기혈순환이 잘되고 건강합니다. 음과 양이 균형을 이루지 못하고 한쪽으로 치우치면 문제가 생깁니다. 음은 혈액과 체액을 의미하는데, 음이 부족한 것을 메마름증이라 합니다. **메마름증은 혈허보다 큰 개념으로 체액과 혈이 부족한 상태를 말하고, 혈허는 혈부족을 의미합니다.**

음이 부족해지면 상대적으로 열이 넘치게 되는데, 넘치는 열은 위로 뜨게 되고 반대로 아래는 차가워집니다. 가슴 위로는 열이 뜨지만 아래는 차가워서 따뜻한 성질의 식품을 찾는 사람이 많습니다. 이런 분들이 따뜻한 성질의 음식을 먹으면 처음에는 냉한 몸이 따뜻해져 좋다고 생각할 수 있지만 점점 음을 말려버려 음양의 불균형이 더 심각해지지요. 간열이 심한데도 무엇 때문인지도 모르고 화기 음식을 자꾸 먹으니 간이 점점 메말라가고 간섬유화, 간경화로 발전하게 됩니다.

50대 여성이 심한 간열로 힘들다며 문의한 적이 있습니다. 알고 보니 간경화 초기 진단을 받으셨더라고요. 메마름증도 극심하고 간열도 심각했습니다. 왜 이렇게까지 심각해졌을까 하는 의문이 들어 여쭤보니 먹고 있는 영양제가 굉장히 많았습니다. 영양제 40여 가지를 그날 몸 상태에 따라 골라 드셨고, 채소수와 여러 약재를 달인 물도 드시더군요.

그러나 건강을 위해 섭취하는 40여 가지 영양제 중 80퍼센트 이상이 이분에게 맞지 않는 제품이었습니다. 달여 마시는 약재 역시 이분에게 맞는 약재도 아니었고, 따뜻한 성질의 채소만 가득 넣어 끓인 채소수도 이렇게 열증이 심한 분에게는 전혀 맞지 않는 것이었죠. 몸에 음이 부족하고 열이 넘치는데 화기 성분의 영양제와 화기 약재를 달인 물, 화기 채소수를 오랫동안 드신 탓에 간수치가 상승하고 간경화까지 진행된 거예요.

환자분들이 드시는 영양제를 살펴보면 이런 경우가 꽤 많은 편입니다. 영양제는 무조건 몸에 좋을 것이라 생각하거나, 천연식품이나 천연성분으로 만든 영양제는 더 좋을 거라고 맹목적으로 생각하는 분들이 정말 많습니다. 하지만 영양제도 천연성분일수록 따뜻한 성질인지, 찬 성질인지, 평성(平性)인지를 더 꼼꼼하게 따져보아야 합니다. 그런 것들을 구분하지 못한다면 여러 종류의 영양제나 즙, 달인 물 등을 드시지 않는 게 차라리 낫습니다. 건강을 위해 뭔가를 열심히 챙겨 먹고 있는데, 이게 오히려 독이 되는 일이 많거든요. 몸 상태가 나아지지 않고 점점 피로해지거나 불편한 증상이 생기면 먹던 것을 일단 중단해야 합니다. 아무리 유튜브에서 이것만 먹으면 다 해결될 것처럼 말한다고 해도 현혹되면 안 됩니다.

음양의 균형이 잘 맞는 건강한 분들이야 화기 식품이든 수기 식품이든 드셔도 별문제가 없습니다. 하지만 음양의 균형이 깨져 열이 위로 뜨고 여러 병증이 있다면 효능만 보고 아무 영양제나 무턱대고 드시면 안 됩니다. 열이 위로 뜨고 아래가 찬 경우에는 화기 식품을 줄여야 합니다. 음양의 균형이 맞을 때 열은 아래로 내려가고 머리는 시원해집니다. 반대로, 열이 뜨는 증상 없이 몸이 냉하고 항상 기운이 부족한 분들도 있습니다. 이런 증상은 양기가 부족해서 생기는 것이므로 홍삼이나 흑염소탕, 삼계탕, 생강 레몬차 등 화기 식품이 도움이 됩니다. 어떤 식품이든 내 몸에 맞게 음양의 균형을 맞춰 섭취하는 것이 건강을 지키는 방법입니다.

화학물질, 독성물질

현대인들은 환경호르몬, 중금속, 미세먼지, 가공식품, 화기 음식, 커피, 밀가루, 과당, 음료수, 정제 탄수화물, 과도한 육류와 산패된 지방, 합성 의약품, 술, 담배 등에 너무나도 많이 노출되어 있습니다. 여기에 야식, 과식, 폭식까지 합니다. 간에서 이런 것들을 처리하기 위해 쉬지 않고 일을 하니 과부하가 걸리고 간열이 생깁니다.

과도한 스트레스

스트레스가 심하면 마음이 불안해지고 긴장되며 온몸이 바짝 마르는 느낌이 들지요. 입이 바짝바짝 타고, 목이 칼칼해지고, 피부가 푸석푸석해지는 경험을 다들 해본 적이 있을 거예요. 이런 변화는 교감신경이 흥분했을 때 일어납니다.

스트레스는 교감신경을 과하게 흥분시켜 혈관을 수축시키고, 열을 발생시킵니다. 이때 가장 큰 영향을 받는 장기가 바로 '간'입니다. 간은 담즙을 생산하는데, 이 과정에는 충분한 수분이 필요합니다. 그런데 스트레스를 받아 교감신경이 항진되면 혈관이 수축해 간으로 가는 혈류가 감소하고, 담관이 긴장하면서 담즙 배출이 어려워집니다. 간으로 가는 혈류가 줄어든다는 것은 담즙을 만들 수분 또한 부족해진다는 것을 뜻합니다. 담즙을 원활하게 생산, 배출하지 못하면 간에 노폐물과 열이 쌓이고, 이는 간 기능 저하와 간열로 이어집니다.

또 스트레스를 받으면 코르티솔이 분비되지요. 코르티솔은 혈당을 높이고, 단백질을 분해해 포도당으로 전환시키는 역할을 합니다. 스트레스가 계속되면 혈당이 자주 치솟아 인슐린 저항성이 심해지고 지방간이 생길 수 있습니다.

저도 예전에 심한 스트레스를 받은 적이 있었습니다. 한 달 가까이 잠을 거의 못 자고, 입이 까끌까끌해 식사도 제대로 못했지요. 하루 종일 먹지 못해 온몸이 후들거리고 식은땀이 나는 거예요. 혹시 저혈당인가 싶어 혈당을 쟀더니 300mg/dL가 넘는 수치가 나왔습니다. 깜짝 놀랐습니다. 평소엔 짜장면을 먹어도 식후 1시간 혈당이 130mg/dL를 넘지 않았거든요. 스트레스로 코르티솔 분비가 증가하고 교감신경이 몹시 항진되다 보니 먹은 게 없는데도 혈당이 심각하게 치솟은 거예요. 혈당만 높은 것이 아니라 온몸이 다 아팠습니다. 그때 스트레스가 정말 무섭다는 것을 느꼈습니다.

간이 건강하려면 스트레스 관리가 정말 중요합니다. 마음이 편해야 병도 잘 낫습니다. **마음을 이길 수 있는 몸은 절대 없습니다.** 마음이 평온해야 간이 편안하고, 간이 편안해야 몸이 건강해집니다.

장점막 약화, 장누수

장은 외부 독소와 병원균이 전신으로 침투하는 것을 1차적으로 걸러내는 역할을 합니다. 장 점막과 면역 시스템을 통해 독소나 병원균이 혈류로 유입되는 것을 차단하는 거죠. 장에 문제가 생기면 독소가 간문맥을 통해 간으로 전달됩니다. 따라서 장에서 이런 물질을 막아주지 못하면 간이 직격탄을 맞습니다. 장에서 막아주지 못하니 간이 해야 할 일이 많아집니다. 장이 건강해야 간도 쉴 틈이 있고 쌩쌩합니다.

밀가루, 액상과당, 설탕 같은 정제 탄수화물은 장내 유해균의 먹이가 되어 장내 환경을 악화시키고 장누수를 유발합니다. 장누수는 장점막 세포 사이가 벌어져 장관 투과성이 증가한 상태를 말합니다. 장누수가 생기면 독소나 들어가면 안 되는 물질들이 전신으로 퍼져서 간이 처리해야 할 것들이 너무나 많아져요. 결국 간은 혹사당해서 간 기능 저하, 간열이 넘치는 상태로 이어지게 됩니다.

이렇게 여러 가지 원인으로 간열이 생깁니다. 간열을 개선하기 위해서는 이 원인들을 모두 살펴보아야 합니다. 간 건강을 회복하는 데 무엇보다 중요한 것이 식생활 개선, 생활습관 개선, 마음가짐 개선입니다. 이게 바탕이 될 때, 영양제도 효과를 발휘할 수 있습니다. 간열이 생기면 정제 탄수화물, 과도한 육류와 산패된 지방, 술, 담배, 지나친 화기 음식 등 간에 부담이 되는 음식을 줄이세요. 간이 할 일을 줄여야 간도 쉴 수 있고 회복할 수 있습니다. 항상 여유로운 마음과 감사하는 마음을 갖고, 충분히 휴식을 취하며, 건강에 좋지 않은 식품을 피하면 간이 좋아집니다.

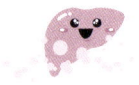

간열이 심해지면 이런 증상이 나타난다

① 여성은 갑상선, 유방, 자궁에 문제가 생깁니다. 간에 인슐린 저항성이 있거나 해독해야 할 독성물질이 많거나 간에 물이 부족해지면 간 기능이 저하됩니다. 간의 해독 기능이 저하되면 독성물질이 갑상선, 유방, 자궁에 축적되기 쉬워지지요. 또 활성이 강한 독성 에스트로겐이 많이 생성돼서 에스트로겐/프로게스테론 비율이 상승합니다. 이를 에스트로겐 우세라고 하는데, 이런 상태가 되면 갑상선 기능이 저하되고 담즙 분비가 억제되며 담즙이 정체됩니다. 담즙 분비가 억제, 정체되면 해독 기능이 저하돼 독성 에스트로겐이 다시 증가합니다.

활성이 강한 독성 에스트로겐이 많아지면 유방과 자궁에 문제가 생깁니다. 그런데 갑상선, 유방, 자궁은 서로 긴밀하게 연결되어 있어요. 따라서 유방이나 자궁에 문제가 생겼다면 갑상선에도 영향을 미칠 수 있지요. 마찬가지로 갑상선에 문제가 생겼다면 유방이나 자궁도 영향을 받습니다. 그래서 이들 조직 중 하나에 문제가 발생하면 다른 조직들도 연달아 이상이 생기는 경우가 꽤 있습니다.

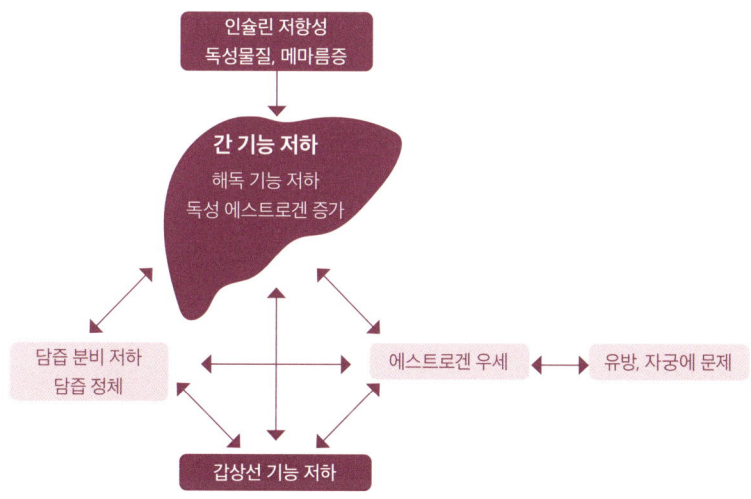

② 혈당 조절이 잘 안됩니다. 간에서 인슐린저항성이 생기면 당을 글리코겐으로 저장하는 기능이 저하됩니다. 간열이 생기면 혈당을 조절하는 호르몬인 인슐린과 글루카곤의 분해 역시 잘 이루어지지 않아 혈당의 진폭이 커질 수 있어요. 또 간열이 생기면 간에 수분이 말라버려 담즙이 적게 생성됩니다. 담즙이 충분히 분비되지 않으면 혈당을 낮추는 인슐린 분비 역시 감소합니다.

③ 간이 해독을 못하니 염증과 독소가 증가하고, 가려움, 발진 등이 잘 생깁니다.

④ 불면, 두통, 어지럼증, 안구건조, 구각염, 이명이 잘 생깁니다. 구각염이란 입술 끝에 염증이 생기는 것을 말하는데, 구각염이 잦은 분들은 간열이 심한 분들입니다.

⑤ 어깨와 목의 근육통이 심해집니다. 근육통뿐만 아니라 목 디스크가 악화되기도 하지요. 간열만 잘 풀어줘도 목 디스크가 좋아집니다.

⑥ 근육경련이나 수축이 잘 일어납니다. 담이 자주 걸리고, 전신 근육통, 안면근육이나 눈 밑 근육의 수축이 잘 일어나기도 하고, 종아리근육이 뭉치기 쉽습니다. 이런 증상들이 단순히 마그네슘 결핍 때문이라고 생각하는 분들이 있지만, 마그네슘을 보충해도 눈 밑 근육의 떨림이나 수축이 해결되지 않는 경우도 많습니다.

⑦ 신경이 예민해지고 짜증이나 신경질이 많이 납니다. 간이

건강한 분들은 담대한 반면 그렇지 못한 분들은 조그만 일에도 예민해지기 쉽습니다. 요즘 공황장애나 불안증이 있는 분들이 너무 많지요. 이 역시 간열, 심열과 깊은 관계가 있습니다. 심각한 스트레스만 없다면 간열과 심열만 개선해도 공황장애, 불안장애가 좋아집니다.

⑧ 변비, 설사, 과민성대장증후군, 장누수가 생기기도 합니다. 간열이 넘쳐 담즙이 충분히 분비되지 않으면 장점막을 생성하는 유전자 발현도 차단되거든요. 담즙은 장이라는 밭에 비료와 같은 역할을 합니다. 장이 건강하려면 담즙이 반드시 잘 분비되어야 합니다.

⑨ 목에 자꾸 뭐가 걸린 듯한 느낌이 들고 답답해집니다. 검사를 해봐도 별 이상이 없어 매핵기(梅核氣, 목구멍에 매실씨가 걸려 있는 것처럼 느껴지는 증상)라는 진단을 받지요. 매핵기는 스트레스로 인해 교감신경이 항진되어 생긴 것으로, 한의학에서는 기가 막히거나 정체되어 뭉친 것으로 봅니다. 막히고 정체된 간기를 풀어주면 쉽게 좋아집니다.

⑩ 소화가 잘 안됩니다. 간열이 넘치면 메마름증이 생기기 쉬워 담즙뿐만 아니라 췌장액도 잘 분비되지 않거든요. 소화액이 충분히 분비되지 않으니 소화가 안되는 건 당연합니다.

⑪ 머리카락이 건조하거나 가늘어지고 푸석해집니다. 심해지면 탈모나 지루성두피염이 생깁니다. 이는 특히 미네랄 결핍과도 깊은 관련이 있으니 미네랄도 꼭 보충하셔야 합니다.

⑫ 열이 가슴 위로 잘 뜹니다. 머리는 시원하고 아래는 따뜻해야 하는데, 반대로 가슴 위로는 열이 상기되어 있고 가슴 아래쪽은 시리게 되지요. 열증이 심하면 열은 무조건 위로 뜨게 되어 있어요. 신장의 수기가 위로 올라가야 열이 아래로 내려오는데, 간열이 심하면 신장의 수기가 힘을 발휘하지 못해 순환이 이루어지지 않습니다. 신장의 수기를 보충하는 데에는 미네랄이 많은 도움이 됩니다.

⑬ 간열이 넘치면 손발톱이 울퉁불퉁해지거나 줄이 생깁니다.

⑭ 빈혈 증상이 있거나 혈색소 수치가 잘 올라가지 않습니다.

이런 경우 무턱대고 철분제만 복용하지 말고 간열이 있는지 살펴봐야 합니다. 또 심한 혈부족 증상이 있을 때에는 기생충 감염이 있는지도 의심해봐야 합니다. 기생충 감염이 있으면 아무리 좋은 것을 먹어도 혈부족이 개선되지 않습니다.

이외에도 다양한 증상이 간과 관련 있습니다. 아래의 증상을 체크해서 자신의 간이 건강한지 확인해보세요. 해당하는 증상이 많을수록 간 기능이 저하되고 간열이 많이 쌓여 있음을 의미합니다.

| 내 몸이 보내는 SOS | 간 기능 저하, 간열이 있을 때 신호

- ☐ 아침에 일어나기 힘들고 자도 개운하지 않다.
- ☐ 쉽게 지치고 피곤하다.
- ☐ 가슴 위는 뜨겁고 가슴 아래로는 몸이 냉하다.
- ☐ 쥐가 잘 나고 근육통이 생기거나 담이 잘 결린다.
- ☐ 어깨와 목에 통증이 있거나 목 디스크가 있다.
- ☐ 불면증이 있다.
- ☐ 두통이 잦다.
- ☐ 안면경련이나 눈밑떨림이 잦다.
- ☐ 신경이 예민하고 짜증이나 화를 잘 낸다.

☐ 불안장애, 공황장애가 있다.

☐ 평상시 어지럼증이나 울렁거림이 잦다.

☐ 얼굴이 자주 붓는다.

☐ 공복혈당이 높거나 혈당 조절이 잘 안 된다.

☐ 고밀도 콜레스테롤 수치가 높다.

☐ 머리카락이 건조하고 가늘고 푸석하다.

☐ 탈모가 있거나 지루성두피염이 있다.

☐ 눈이 건조하고 뭐가 낀 듯 침침하다.

☐ 비문증, 녹내장, 포도막염 등 안질환이 있다.

☐ 구내염, 구각염, 설염, 입술 물집 등이 잦다.

☐ 입이 쓰거나 마르고, 입에서 썩은 내가 훅 올라올 때가 있다.

☐ 생리혈이 적거나 너무 많다.

☐ 식은땀, 상열감 등 갱년기 증상이 있다.

☐ 유방, 자궁, 난소, 갑상선 등에 이상이 있다.

☐ 자궁근종, 자궁물혹, 자궁내막증, 자궁선근증이 있다.

☐ 질염이나 질방귀, 방광염이 잦다.

☐ 골반염이나 골반통이 있다.

☐ 이명이나 이석증, 메니에르병이 있다.

☐ 피부가 건조하고, 가려움, 발진, 두드러기가 잘 생긴다.

☐ 목에 뭐가 걸린 듯 답답하다.

☐ 소화가 안되거나 더부룩하다.

☐ 역류성식도염이나 위축성위염, 장상피화생이 있다.

☐ 방귀가 잦고 가스가 잘 차고 부글거린다.

☐ 설사나 무른 변을 보거나 변비가 있다.

☐ 장누수나 소장세균과잉증식, 과민성대장증후군, 궤양성대장염이 있다.

☐ 소변이 뿌옇거나 거품이 있다.

☐ 소변을 조금씩 자주 보거나 잔뇨감이 있고 참기가 어렵다.

☐ 만성전립선염이 있다.

2장

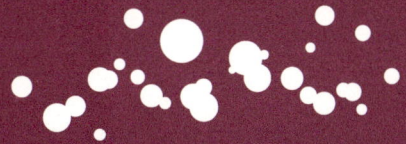

담석은 누구에게나 있다

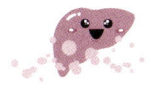

알고 보면 수퍼액체!
담즙이 이렇게 중요한 역할을 한다고?!

간에 대해 이야기하려면 간에서 생산하는 담즙에 대한 이야기를 빼놓을 수 없습니다. 담즙은 지방 소화뿐 아니라 다양한 역할을 하기에 담즙을 충분히 분비, 배출하는 것은 정말 중요합니다. 그래서 담즙이 우리 몸에서 어떤 역할을 하는지, 담즙이 원활하게 분비, 배출되지 않을 때 생기는 문제점이 무엇인지 살펴보겠습니다.

담즙은 HPA축에 긴밀한 영향을 미침으로써 우리 몸 시스템 전반에 관여한다

HPA축은 시상하부-뇌하수체-부신축Hypothalamic-Pituitary-Adrenal Axis을 말하는데, 성선(性腺)호르몬과도 연결되어 있어 성선축을 포함시키기도 합니다. 시상하부는 몸의 항상성을 조절하는 기관으로 자율신경과 호르몬 분비를 조절합니다. 뇌하수체에서는 부신피질자극호르몬, 갑상선자극호르몬, 성장호르몬, 항이뇨호르몬, 난포자극호르몬, 황체형성호르몬 등 많은 호르몬을 분비합니다. 부신피질에서는 코르티솔, 알도스테론, 안드로겐을 생산하고, 부신수질에서는 교감신경을 활성화하는 물질인 에피네프린과 노르에피네프린을 생산합니다. 난소에서는 에스트로겐, 프로게스테론을, 고환에서는 테스토스테론을 생산하지요.

즉 HPA축을 구성하는 기관들은 다양한 호르몬을 생산, 분비함으로써 인체 전반에 걸쳐 생리 기능과 항상성을 유지합니다. 스트레스, 감정, 체온, 혈압 등을 조절하고 성장, 에너지 생산과 소비, 성호르몬 분비 등 다양한 일에 관여합니다.

만성간염이나 간경화, 간 기능 저하가 있거나 담즙을 분비하고 배출하는 데 문제가 생기면 HPA축의 기능에도 문제가 발생합니다. 스트레스나 감정을 조절하는 능력이 저하되고, 면역이 저하되거나 지나치게 항진되기도 하며, 성호르몬, 혈압 조절, 에너지 대사 시스템에도 문제가 생겨 고혈압, 고지혈증, 당뇨, 갑상선 질환, 여러 생식기 질환 등에 많은 영향을 미칩니다. 부신, 갑상선, 자궁, 유방 등 HPA축에 관련된 기관들은 하나의 축으로 연결되어 있어서 어느 하나에 문제가 생기면 언제든 다른 곳에도 문제가 발생하기 쉽습니다. 이런 문제는 담즙 분비와 배출, 간 기능과 긴밀한 관계가 있기에 이 중 하나에 문제가 생겼다면 간이 제 기능을 하는지, 담즙이 잘 분비되는지를 살펴봐야 합니다.

담즙은 장내세균총을 조절한다

담즙은 항균작용을 통해 유해균을 억제하고, 유익균이 살아가기 좋은 환경을 만들어 장내세균총의 균형을 유지합니다. 장내세균총은 위장, 소장, 대장 등 인체의 소화기관에 존재하는 미생물군으로, 소화와 대사는 물론 면역력과 정신 건강에도 큰 영향을 미칩니다. 이 균형이 무너지면 비만, 당뇨병, 염증성 장 질환, 심지어 우울증이나 불안과 같은 정신 건강에도 문제를 일으킬 수 있습니다. 장내세균총을 건강하게 유지하려면 위산, 담즙, 췌장액이 충분히 분비돼야 합니다. 이런 소화액이 원활하게 분비되지 않으면 소장세균과잉증식SIBO, Small Intestinal Bacterial Overgrowth이 일어나서 가스 과다, 복통, 설사, 변비 등이 생길 수 있습니다.

담즙산은 장내 점막층을 강화하는 데 중요한 역할을 한다

담즙산이 FXR이라는 담즙산 수용체에 결합하면 FXR이 활성화됩니다. FXR이 활성화되면 장상피세포의 재생을 촉진하고 장점막의 기능을 강화하며, 장벽 투과성을 조절하여 장누수를 억제합니다. 또 장내미생물 균형을 조절하고 염증반응을 억제하여 염증성 장질환을 예방하지요. 즉 담즙이 잘 분비되어야 장내세균총도 건강하고 장점막도 튼튼해집니다. 장점막이 튼튼해야 장에서 여러 이물질이나 독소를 잘 막아줄 수 있고, 이는 간이 할 일을 줄여줌으로써 간 건강을 유지하는 데에도 도움이 됩니다.

담즙과 갑상선은 서로 영향을 끼친다

담즙산은 활성형 갑상선호르몬인 T3를 증가시켜 에너지 생산을 촉진하고 포도당 이용을 증가시킵니다. 실제로 동물실험에서 쥐에게 담즙산을 투여했더니 갈색 지방을 태워 열을 생산하고 에너지 소비도 증가하는 결과가 나타났습니다. 마찬가지로 갑상선도 담즙에 영향을 끼칩니다. 갑상선 기능이 저하되면 담즙이 적게 분비되고, 이로 인해 담즙이 정체되거나 담석이 잘 생길 수 있습니다.

담즙산은 인슐린 분비를 촉진한다

담즙산은 GLP-1glucagon-like peptide-1 분비를 촉진하는데, GLP-1은 췌장에서 인슐린 분비를 자극함으로써 혈당을 떨어뜨립니다. 담즙산이 충분히 분비되지 않으면 소화가 잘되지 않고, 혈당 조절도 쉽지 않습니다. 당뇨가 있는 분들은 소화가 되지 않을 때 혈당조절이 어려워지는 것을 경험으로 알고 있습니다. 당뇨병을 앓고 있다면 담즙이 원활히 분비되도록 해야 혈당조절에 도움이 됩니다.

담즙은 간에서 만들어진 독소와 노폐물, 열을 배출해준다

담즙이 원활하게 배출되지 않고 간에 쌓이면 간이 심하게 손상됩니다. 열이 빠지지 않아 간이 메마르고 열이 넘치게 되지요. 간이 메마르면 담즙을 충분히 생산하지도 못할뿐더러 끈적끈적한 담즙이 만들어져 간관에 찌꺼기가 쌓이기도 하고 간관을 막아버리기도 합니다. 담즙이 잘 배출되어야 간이 건강하고, 간이 건강해야 담즙 분비와 배출이 잘됩니다.

담즙은 여성호르몬 균형에 영향을 미친다

담즙이 잘 배출되지 않아서 간 내 독소가 증가하면 활성이 강한 에스트로겐인 16-알파-하이드록시에스트론16α-hydroxyestrone이 증가하여 에스트로겐 우세가 나타납니다. 에스트로겐과 프로게스테론은 일정한 비율로 균형을 유지해야 하는데, 활성이 높은 독성 에스트로겐이 많아지면 그 균형이 깨집니다. 이렇게 에스트로겐이 우세한 상태가 되면 갑상선호르몬 분비가 저하되어 담즙 분비가 감소하는데, 그러면 다시 간 내 독소가 증가해 에스트로겐이 우세한 상태가 되는 악순환이 반복됩니다. 에스트로겐이 우세해지면 생리불순, 생리통, 과다출혈, 불면증, 소화불량, 갑상선기능저하, 담즙 정체 등 여러 증상이 나타납니다. 심한 경우 자궁근종, 자궁내막증, 자궁내막암, 유방암 등으로 진행되기도 합니다. 에스트로겐이 우세한 상태를 개선하려면 간이 해독과 담즙 분비를 잘해야 합니다.

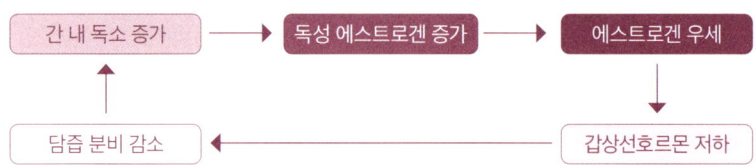

담즙이 원활히 분비되지 않으면 소화에 문제가 생긴다

담즙은 지용성 물질을 소화, 흡수하는 것뿐 아니라 수용성 물질을 소화, 흡수하는 데도 영향을 끼칩니다. 담즙 분비와 췌장액 분비는 같이 이루어집니다. 담즙이 나오면서 음압이 생겨 췌장액도 같이 끌고 나오기 때문이지요. 담즙이 충분히 분비되면 그만큼 압력의 변화도 커져 췌장액도 더 잘 분비되고 췌장에 있는 열도 더 잘 빠집니다. 그래서 담즙의 원활한 분비는 간뿐만 아니라 췌장에도 긍정적인 영향을 미칩니다. 소화불량이 생기면 소화가 안된 음식물이 이상발효되고 가스와 내독소가 증가해 장점막과 위점막을 손상시킵니다. 소화불량으로 가스가 차면 위와 장을 지나가는 가장 큰 림프관인 가슴림프관을 압박해 림프순환 장애를 일으키기도 합니다.

담즙은 지용성비타민(비타민A, D, E, K) 흡수를 촉진함으로써 미네랄 흡수와 대사에 많은 영향을 끼친다

비타민A는 철분 흡수를 돕고, 철분이 페리틴 형태로 저장되는 것을 촉진해 철분이 안정적으로 쓰일 수 있게 하고, 철분을 헤모글로빈으로 전환하는 데에도 중요한 역할을 합니다. 비타민E는 셀레늄이 활성산소에 의해 손상되는 것을 막아줌으로써 제대로 기능할 수 있도록 돕습니다. 비타민K는 혈액응고를 돕고 칼슘이 뼈로 잘 이동하도록 합니다. 비타민D는 칼슘과 마그네슘 흡수를 촉진하고, 마그네슘은 비타민D를 활성형으로 바꾸는 보조인자로 작용합니다. 마그네슘이 부족하면 비타민D가 제 역할을 하지 못하게 되지요. 비타민D와 비타민K, 칼슘, 마그네슘은 서로 밀접하게 연결되어 있습니다. 담즙이 잘 분비되지 않으면 비타민D와 비타민K 흡수에 문제가 생겨 골다공증, 동맥경화, 석회화가 진행될 수 있습니다.

가끔 비타민D를 열심히 먹는데도 정상 수치로 잘 올라가지 않는다고 문의하는 분들이 있습니다. 똑같은 양의 비타민D를 먹어도 수치가 잘 올라가지 않는 사람도 있고, 쉽게 올라가는 사람도 있습니다. 비타민D 흡수량은 담즙이 얼마나 잘 분비되는지에 영향을 받기 때문입니다. 또 칼슘제를 먹는데도 골밀도가 낮다면 소화가 잘되는지, 담즙 분비가 원활한지를 반드시 살펴봐야 합니다.

담즙이 원활히 분비되지 않는 경우 미네랄 결핍이 쉽게 생기고, 미네랄 결핍은 다시 세포탈수, 대사 저하, 교감신경 항진, 메마름증, 음양의 불균형, 산-알칼리의 불균형으로 이어집니다.

담즙이 이처럼 다양한 역할을 하지만, 지용성 물질을 소화하는 데 도움을 준다는 정도만 알려져 있습니다. 그러나 담즙이 잘 배출되지 않으면 우리 몸의 항상성을 유지하는 데 많은 문제가 생깁니다. 담즙은 간열이 빠지는 주요 통로로 간 건강에 절대적으로 중요합니다. 이외에도 담즙이 영향을 미치는 질환이 정말 다양합니다. 고지혈증, 고혈압, 당뇨, 갑상선 질환, 장 질환, 비만, 유방이나 자궁에 생기는 각종 질환, 성기능장애, 면역력, 스트레스 등과 관련이 있습니다.

간과 담즙은 우리 몸에서 이렇게 어마어마하게 중요한 역할을 합니다. 많은 병이 간에서 시작됩니다. 간에서 증상으로 신호를 보낸다면 간수치만 믿지 마시고 간부터 돌아보아야 합니다. 간은 우리 몸의 전체 시스템을 통제하는 컨트롤타워입니다. 이렇게 중요한 간을 더는 방치해서는 안 되고 담낭 절제를 쉽게 결정해서도 안 됩니다.

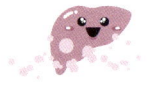

담석은 왜 생길까?

담석은 누구에게나 있습니다. 그 양이 많거나 적거나, 크기가 크거나 작거나, 단단하거나 말랑한 정도만 다를 뿐이지요. 많은 분이 담석이 담낭 내에만 생긴다고 생각하지만, 실제로는 간 내에도 생깁니다. 간 내부에 걸쭉한 슬러지가 쌓이면 시간이 지나면서 딱딱하게 굳어 담석이 되기도 합니다. 특히 담낭 안에 담석이 가득 찬 경우에는 간 내에도 담석이 가득 쌓여 있을 수 있어요. 그래서 담낭 절제술을 받은 후에도 통증이 사라지지 않고 계속되는 경우가 종종 있는데, 이는 간 내 담석이 원인일 수 있습니다. 이런 분들이 간청소를 하면 담낭이 없음에도 무수히 많은 담석이 쏟아져 나오는 것을 볼 수 있고, 이후 통증이 사라졌다는 이야기를 전해주십니다.

담석은 성분과 형태가 다양한데, 일반적으로 콜레스테롤성 담석과 색소성 담석으로 나눌 수 있습니다. 콜레스테롤성 담석은 콜레스테롤 함량이 높아서 무른 편이지만 시간이 지나면서 석회화가 진행돼 딱딱해지기도 합니다. 색소성 담석은 흑색 담석과 갈색 담석으로 나뉘며, 흑색담석은 미네랄함량이 높아 단단하고, 갈색 담석은 세균이나 기생충 감염 등에 의해 형성되고 무른 편입니다. 그런데 기생충감염 환자에게서 노란색, 회색, 갈색, 녹갈색 등 다양한 색상의 담석이 발견되기도 합니다.

담석의 생성 원인 중 하나가 기생충 감염이라는 사실은 널리 알려져 있지 않습니다. 하지만 실제 임상에서는 담석이 있는 환자에게 기생충 청소를 시행해보면, 변에 충란이 쏟아져 나오는 경우가 잦습니다. 간흡충과 같은 기생충은 초음파나 CT 같은 영상검사로는 직접 확인하기 어렵고, 대변검사 또한 민감도가 낮아 감염 여부를 놓치기 쉽습니다. 호산구 수치로 기생충 감염을 짐작할 수는 있지만, 감염이 되었다고 해도 호산구 수치가 정상인 경우도 많습니다. 이로 인해 간흡충 감염이 담석의 원인일 수 있다는 인식조차 못한 채 지나가게 됩니다.

기생충이나 세균 감염 외에도 담석이 생기는 원인은 다양합니다. 담석이 생기는 원인을 좀 더 구체적으로 나열해보면 다음과 같습니다.

첫째, 간에 물이 부족하기 때문입니다. 담즙에서 수분이 차지하는 비중이 85~95퍼센트 정도인데, 수분이 부족해지면 콜레스테롤이 잘 뭉칩니다. 담즙액에 비해 콜레스테롤의 포화도가 높으면 담즙액의 농도가 높아져 끈적하고 걸쭉해집니다. 끈적하고 걸쭉하니 간관과 담관을 막기 쉽고 담낭에 쌓여 담석이나 슬러지sludge가 됩니다.

둘째, 콜레스테롤이 많이 생성되기 때문입니다. 에너지가 과잉되면 쓰이지 않은 포도당과 과당은 지방과 콜레스테롤로 전환됩니다. 과식을 하거나 정제탄수화물을 자주 드시면 담석이 생기기 쉽다는 말입니다. 이외에도 인슐린저항성이나 간 기능 저하, 세포막 손상, 만성염증, 갑상선기능저하가 있어도 콜레스테롤이 증가합니다. 콜레스테롤은 세포막을 이루는 성분으로, 활성산소나 만성염증에 의해 세포막이 손상되면 이를 복구하기 위해 콜레스테롤 합성이 늘어납니다.

셋째, 스트레스가 많을 때입니다. 스트레스를 받으면 교감신경이 항진되어 혈관과 담도가 수축합니다. 이렇게 되면 간에 충분한 혈액과 체액이 공급되지 않아 담즙이 끈적끈적해지며 뭉치기가 쉽고 잘 배출되지 않습니다. 게다가 스트레스를 받을 때는 코르티솔 합성이 증가해요. 콜레스테롤은 코르티솔을 합성하는 원료라서 그 원료가 되는 콜레스테롤도 같이 증가해 담석이 잘 생길 수 있습니다.

넷째, 장이 좋지 않기 때문입니다. 간에서 만들어진 담즙은 십이지장으로 배출되어 소장에서 95퍼센트 정도가 재흡수됩니다. 흡수된 담즙은 간문맥을 통해 간으로 돌아가는 장간순환(腸肝循環)을 반복하고 약 5퍼센트는 대변으로 빠져나갑니다. 이때 대변으로 배출돼야 할 담즙이 적어지면 콜레스테롤이 증가해 문제가 생기고, 장점막이 손상돼 재흡수되는 담즙이 적어져도 간 내 담즙액이 부족해져 문제가 생깁니다. 그 균형을 유지하는 게 중요합니다. 또 장내유해균이 많으면 담즙산이 독성 담즙산으로 바뀌고, 이게 그대로 간으로 재흡수됨으로써 간을 손상시키고 담즙 생산이 원활하지 않게 됩니다. **장과 간은 하나로 보아도 무방할 만큼 서로에게 미치는 영향이 절대적으로 큽니다. 간이 좋아져야 장도 좋아지고, 장이 좋아져야 간도 좋아집니다.**

다섯째, 우리 몸이 산성화되었을 때입니다. 몸이 산성화되면 염증반응과 활성산소가 증가해 간세포를 공격하고, 이로 인해 간 기능이 저하됩니다. 그 결과 담즙 분비가 줄고 담즙이 정체되면서 담석이 생길 가능성이 높아지지요. 또한 산성화된 환경에서는 뼈에서 칼슘이 유리되어 혈중 칼슘 농도가 높아지는데, 남아도는 칼슘이 담즙 내 물질들과 결합해 칼슘 비중이 높은 단단한 담석이 생성될 수 있습니다.

여섯째, 기생충에 감염된 경우입니다. 기생충에 감염되면 기생충이 영양분과 혈을 뺏어가므로 혈허가 심해지고 간에 수분이 부족해집니다. 기생충은 담도에 기생하며 담즙의 흐름을 방해하고, 만성염증을 유발해 담도벽을 두껍게 합니다. 이로 인해 담즙이 정체되고 담석이 생기기 쉽습니다. 다른 원인으로 담석이 생기는 경우에는 비교적 서서히 진행되는 반면, 기생충 감염 시에는 빠른 속도로 담석이 생기는 편입니다.

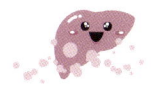

담석을 예방하는 아주 쉬운 생활습관

물을 하루에 1.5리터는 마신다

이때 물의 양은 레몬수, 소금물, 미네랄액까지 모두 포함한 양을 말합니다. 내 몸에 맞게 물 양을 조절해서 드세요. 담즙액 생산이 부족하고 담즙액이 걸쭉해지는 가장 큰 이유가 수분 부족입니다. **아침에 일어나면 반드시 따뜻한 물 1~2잔을 마셔야 합니다.** 아침에 일어나자마자 마시는 따뜻한 물은 혈액을 순환시켜 노폐물 배출과 해독에 큰 도움을 줌으로써 간의 부담을 덜어줍니다. 간이 피로하지 않고 촉촉해야 담즙도 잘 생성되고, 담즙이 잘 배출되어야 노폐물과 독소, 열 배출도 원활해집니다.

신장결석이나 요로결석도 마찬가지로 소변이 농축되었을 때 더 많이 생깁니다. 아침에는 소변이 농축되어 있습니다. 담석이나 신장결석, 요로결석을 예방하려면 아침에 일어나자마자 따뜻한 물을 마시는 습관이 무엇보다 중요합니다. 통풍의 원인 물질인 요산도 물을 자주 마셔야 빨리 배출되고 체내 축적을 막을 수 있습니다. 따뜻한 물 한 잔은 소금이나 레몬즙을 타서 마시는 것이 좋아요. 소금물에 레몬즙을 섞어서 같이 마셔도 됩니다.

동물성 단백질의 과도한 섭취를 피한다

동물성 단백질을 너무 많이 섭취하면 체액이 산성화됩니다. 이렇게 산-알칼리 균형이 깨지면 우리 몸은 이를 위험 신호로 보고, 뼈에서 칼슘과 같은 미네랄을 빼내 산-알칼리 균형을 맞춥니다. 이로 인해 골밀도는 낮아지고, 남아도는 칼슘은 조직과 혈관에 침착되어 석회화를 진행시키거나 결석을 만듭니다. 체액을 약알칼리로 유지해야 골다공증이나 석회화, 결석을 예방할 수 있습니다. 또 동물성 단백질을 과하게 섭취하면 간에서 콜레스테롤 합성이 증가하여 담석 생성으로 이어질 수 있습니다. 아울러 소변이 산성화되고 칼슘, 요산이 늘어나 요로결석의 위험도 증가합니다.

채소를 충분히 먹는다

채소를 충분히 먹으면 산-알칼리 균형에 도움을 줌으로써 결석을 예방합니다. 채소에 풍부한 식이섬유는 담즙 내 콜레스테롤 농도를 낮춰주기도 하고 유익균의 먹이가 되기도 합니다. 미생물이 담석을 생성하기도 하는데, 장내유해균이 많아지면 담석이 생길 위험도 높아집니다. 식이섬유는 유익균에 먹이를 제공해 장내 환경을 좋게 하고 유해균을 억제함으로써 담석을 예방합니다.

물에 레몬즙을 타서 마신다

레몬즙은 체액을 알칼리화하고, 결석 생성을 막아줍니다. 또 담즙 흐름을 개선해 담즙 내 콜레스테롤 포화를 낮추고, 담석을 예방하는 효과가 있습니다. 담즙이 잘 배출되니 혈중 콜레스테롤 감소에 도움을 줍니다. 다만 레몬즙을 물에 희석해서 공복에 마시면 속이 쓰릴 수 있는데, 식사 바로 직전이나 직후에 마시면 속쓰림을 예방할 수 있습니다. 점막이 약한 분들은 농도를 조절해서 드세요. 한꺼번에 많은 양을 욕심내서 마시기보다는 따뜻한 물에 살짝 신맛을 느낄 정도로만 레몬즙을 타서 꾸준히 마시는 것이 좋습니다. 아침에 일어나서 따뜻한 소금물을 마실 때 레몬즙을 조금 첨가해서 마시면 좀 더 부드럽게 마실 수 있습니다.

만약 속이 쓰려 레몬수를 마시기 힘들다면 철갑상어 오일수나 효모 추출물이 들어 있는 체액보충제를 마셔도 좋습니다. 철갑상어 오일수와 효모 추출물은 점막을 재생하는 데 도움이 됩니다. 속이 쓰리다고 제산제를 자주 복용하는 것은 많은 문제를 야기합니다. 제산제는 증상을 잠시 억제해줄 뿐이므로 속쓰림이 반복된다면 점막을 회복하는 것이 우선입니다. 점막을 재생해야 속쓰림도 없어지고 소화액이 잘 분비됩니다.

설탕이나 과당이 든 음료수나 식품은 멀리한다

설탕과 과당은 체액의 산-알칼리 균형을 무너뜨려 조직을 석회화시키고, 지방간 생성을 촉진해 결석과 담석이 생기기 쉬운 환경을 만듭니다. 과다 섭취 시 혈액을 끈적하게 만들어 간으로 가는 혈류가 줄어들 수 있으며, 이로 인해 담즙 생산이 감소하고, 담석이 생기기 쉽지요.

게다가 설탕과 과당은 유해균의 성장을 촉진해 장내 환경을 악화시키고, 간 기능과 담즙 분비에 부정적인 영향을 끼칩니다.

마그네슘과 칼슘을 충분히 섭취한다

마그네슘은 수산과 결합해 체외로 배출됨으로써 신장결석을 예방하고, 담도를 이완시켜 담즙 분비를 도와줍니다. 결석을 예방하려면 칼슘 섭취를 줄이는 것이 좋다는 의견도 있지만, 이는 정말 잘못된 정보입니다. 하버드 공중보건대학에서 4만 5천 명의 남성을 대상으로 연구를 했는데, 칼슘이 풍부한 식품을 섭취한 남성이 칼슘이 적은 식품을 섭취한 남성에 비해 신장결석 발생 위험이 1/3 정도였다고 합니다. 칼슘을 적게 섭취하면 장에서 칼슘과 결합되지 않은 수산염이 신장으로 들어가서 칼슘과 만나 결석을 생성합니다. 결석을 예방하려면 칼슘과 마그네슘을 적정 비율로 섭취하는 것이 좋습니다.

결석이 생성되는 주요 원인은 산-알칼리 불균형과 칼슘 결핍입니다. 칼슘이 결핍되면 혈중 칼슘 농도나 세포 내 칼슘 농도가 오히려 증가합니다. 칼슘은 생명 유지에 굉장히 중요한 미네랄이죠. 그래서 칼슘이 부족해지면 우리 몸은 뼈를 분해해 칼슘을 방출시키고, 이 과정에서 혈중 칼슘 농도가 높아집니다. 혈중 칼슘 농도가 높아지니 혈관에 침착돼 혈관이 딱딱해지는데, 이게 바로 동맥경화입니다. 혈관만 딱딱해지는 것이 아니라 조직 여기저기에 칼슘이 쌓여 석회화되고 결석이 생기며 단단한 담석도 만들어지는 거죠. 이걸 모르면 "결석이 생겼으니 칼슘은 먹지 말라"는 잘못된 조언을 하기도 합니다.

결석이나 담석으로 고생한 저희 환자분들에게 이를 충분히 설명하고 레몬즙과 미네랄액을 꾸준히 마시게 했더니 더는 문제가 생기지 않았습니다. 하지만 반대로 칼슘 결핍이 심각한데도 칼슘제를 중단한 분들은 결석과 담석이 자주 생기고 통증에 시달리곤 했습니다. 결석과 담석으로 고통 받는다면 칼슘과 마그네슘, 레몬수를 꼭 챙겨 드세요.

탈수를 일으키는 술이나 커피, 차를 끊는다

커피나 차, 알코올은 이뇨작용을 증가시켜 탈수를 일으킵니다. 특히 술은 혈액, 림프액, 담즙, 세포의 수분 함량을 떨어뜨려 해독작용과 혈액순환을 방해하지요. 앞에서 말씀드렸다시피, 담즙을 생성하려면 수분이 충분해야 합니다. 수분이 부족하면 담즙이 잘 생성되지 않을뿐더러 농도가 짙어져 덩어리가 되기 쉽고, 장기간 계속되면 담석으로 진행됩니다.

또 커피머신으로 내린 커피에는 카페스톨이라는 성분이 들어 있어요. 미국 베일리의대 연구팀은 2007년, 카페스톨이 식품 성분 중에서 콜레스테롤을 가장 강력하게 상승시키는 물질이라고

밝혔습니다. 인스턴트커피나 여과지에 내린 커피는 카페스톨이 어느 정도 제거되긴 하지만, 카페인은 탈수를 일으켜 담즙을 걸쭉하게 만들죠. 특히 아침에 커피 마시는 습관은 바람직하지 않습니다. 아침에는 소변이 농축될 뿐만 아니라 커피는 코르티솔 분비를 자극해요. 코르티솔은 원래 기상 직후 30분 안에 급격히 상승하다가 오후에 점점 감소합니다. 아침에 커피를 마시면 이미 높아진 코르티솔 수치가 더 높아져 혈당이 상승하고 인슐린저항성이 커집니다. 코르티솔 분비를 지속적으로 자극하면 콜레스테롤 생성이 늘고 지방간 위험이 증가합니다.

소식을 하고 탄수화물을 줄인다

폭식을 하거나 탄수화물을 많이 섭취하면 콜레스테롤 생성이 증가하고 염증반응을 촉진합니다. 콜레스테롤 생성이 늘면 담즙액 안에 콜레스테롤 포화도가 높아져 담석으로 진행되기 쉽습니다. 저밀도 콜레스테롤 LDL 중에서도 특히 나쁜 sdLDL small dense LDL은 탄수화물 섭취가 늘수록 증가합니다. sdLDL은 크기가 작고 밀도가 높아 혈관벽에 잘 끼기 쉽고 죽상동맥경화를 유발할 위험이 높습니다. 담석, 지방간, 죽상동맥경화를 예방하기 위해서는 지나친 탄수화물 섭취를 줄이는 것이 중요합니다.

| **이건 꼭 알아두세요!** | 위장약을 자주 먹으면 생기는 일

속쓰림, 역류성 식도염, 위염이 있을 때 흔히 먹는 약이 제산제나 PPI Proton pump inhibitor 같은 위장약입니다. 소염진통제, 항생제 등과 같이 처방되기도 해요. PPI는 대개 '~프라졸'로 끝나는 약물로, 위산을 억제하는 작용을 합니다. 위가 안 좋은 분들이나 만성통증이 있는 분들은 이런 약물을 자주, 또 길게 드시는 경우가 상당히 많습니다. 그런데 장기간 위산을 중화시키거나 억제하면 위산이 부족해져 다음과 같은 문제가 발생합니다.

첫째, 소화불량이 생깁니다. 이는 위염, 위암, 역류성 식도염 등의 위험을 증가시킬 수 있습니다. 위산이 부족해지면 식도 하부 괄약근이 꽉 조여지지 않아 역류성 식도염이 생기기 쉽습니다. 게다가 소화불량으로 음식물이 위와 장에 머무는 시간이 길면 복부팽만이 생길 수 있어요. 우리 몸에서 가장 큰 림프관인 가슴림프관은 위와 장 뒤쪽을 지나며 상체로 올라가는데, 복부팽만이 생기면 가슴림프관을 압박해 림프순환을 방해합니다. 그래서 체하거나 소화불량이 있을 때 몸과 얼굴이 잘 붓습니다. 또 복부가 꽉 막혀 있으면 기혈 흐름이 정체돼 열은 위로 떠서 두통이 생기고 팔다리는 차가워져요.

이외에도 소화가 안된 음식물이 장에 들어가면 독소가 증가하고 장 점막을 자극하여 염증을 일으킬 수 있습니다. 또 우리 몸이 소화 안 된 단백질을 이물질로 인식해 면역과잉반응이 일어날 수 있지요. 이는 과민성대장증후군, 장누수, 자가면역질환으로 이어지기도 합니다.

둘째, 소장세균과잉증식과 장내균총의 불균형을 일으킵니다. PPI를 1년 동안 복용한 환자의 50퍼센트에서 소장세균과잉증식이 나타났다는 연구 결과가 있습니다. 이는 PPI 복용이 장내 환경을 변화시켜 유해균 증식을 촉진할 수 있음을 보여줍니다. 위산이 부족하면 세균을 충분히 사멸시키지 못할 뿐 아니라 소화되지 않은 음식물이 내려가 세균이 과도하게 증식하기 좋은 환경이 만들어지기 때문이죠. 이로 인해 가스가 생기고, 복부팽만, 설사, 변비, 방귀, 트림 같은 증상이 나타납니다. 또 장과 뇌는 긴밀히 연결되어 있어 장내 환경이 불안정하면 뇌에도 영향을 미칩니다. 장 문제가 브레인포그Brain fog(머릿속이 멍한 느낌이 지속되어 사고력과 집중력, 기억력이 저하되는 현상), 집중력 저하, 우울증, 불안, 불면증, 치매 등의 원인이 될 수 있습니다.

셋째, 세균, 진균, 기생충, 바이러스 감염에 취약해집니다. 위산은 매우 강한 산성이라서 이들을 죽이거나 억제하는 역할을 해요. 위산이 잘 분비되지 않는 저산증(低酸症)으로 인해 세균, 바이러스,기생충에 감염되는 일이 반복되며, 면역력이 약해집니다.

넷째, 헬리코박터 파일로리균이 증식하기가 쉬워집니다. 이 균은 암모니아를 생성해 위산을 중화시키고, 이를 통해 자신을 보호합니다. 또 독소를 분비해 위 점막을 손상시킴으로써 저산증을 유발하며, 위 점막 안에 파고들어 강한 위산에 살아남지요. 이런 작용들로 인해 위염, 위궤양, 위암으로 진행되기도 합니다. 헬리코박터균에 감염되었을 때 PPI를 먹으면 증상이 빠르게 악화될 수 있어요.

그런데 헬리코박터 제균요법에는 항생제와 PPI가 들어가거든요. PPI가 들어가면 헬리코박터균이 더 증가할 텐데 뭔가 이상하지 않나요? 이는 항생제 효과를 높여 헬리코박터균을 잘 제거하기 위함인데, 저산증이 있는 상태에서는 헬리코박터균이 활성화되고 증식을 잘하는 대신 자기 방어기능도 약해져요. 이때 항생제를 투여하면 균을 더 쉽게 제거할 수 있습니다. **그러나 헬리코박터균이 있다고 모두 제균치료를 받아야 하는 건 아닙니다. 별 증상이 없거나 위장장애 증상이 심하지 않으면 받지 않아도 됩니다.** 단 위궤양, 십이지장궤양, 장상피화생, 조기 위암 환자 등은 반드시 치료를 받아야 합니다.

다섯째, 비타민과 미네랄 흡수가 감소합니다. 특히 비타민 B_{12},

철분, 칼슘, 구리의 흡수에 영향을 많이 미칩니다. 이로 인해 빈혈, 골다공증, 골절, 면역력 저하 등이 생기기 쉽습니다.

여섯째, 담즙과 췌장액 분비가 저하됩니다. 십이지장에 산성화된 음식물이 도달하면 세크레틴과 콜레시스토키닌이라는 호르몬이 분비되는데, 세크레틴은 위산에 의해, 콜레시스토키닌은 지방산과 아미노산에 의해 분비가 촉진됩니다. 이 두 호르몬은 담즙과 췌장액 분비를 자극해 산성화된 음식물을 중화시키고 소화를 촉진하지요. 하지만 위산이 부족하면 세크레틴과 콜레시스토키닌 분비가 부족해지고, 담즙과 췌장액 분비도 저하됩니다. 그 결과 장내균총 불균형, 간열, 간 기능 저하, 호르몬 불균형, 교감신경 항진, 담석 증가로 이어질 수 있습니다.

위산억제제 같은 위장약을 장기간 먹어 저산증 환경을 만들면 이렇게 여러 가지 심각한 문제가 발생합니다. 또한 위장약을 드시지 않았더라도 오랫동안 저산증이 있는 분들 역시 같은 문제가 발생할 수 있습니다. 소화불량을 가볍게 보지 마시고, 만성소화불량이 있다면 더 큰 질환으로 이어지기 전에 적극적으로 원인을 찾아 개선해야 합니다.

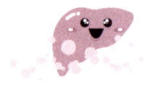

담석통이 너무 심하다면 이렇게 대처하자

담석통이 생기면 움직이기 어려울 정도로 고통이 상당합니다. 그러면 응급실에 달려가 초음파를 해보고 바로 담낭 절제를 권유받곤 하지요. 그런데 담석이 있는 분들이 모두 통증을 느끼는 건 아닙니다. 도대체 왜 어떤 분들은 담석으로 인해 통증이 생기고 또 어떤 분들은 담석이 있는지도 모른 채 살아가는 걸까요? 앞에서 '통증=열증=염증'이라고 여겨도 된다는 말을 기억하는지요? 통증이 있다는 건 담낭에 염증이 생겼다는 것이고, 거기에 정체된 열과 압력이 넘친다는 의미입니다.

열기구를 한번 생각해볼게요. 열기구에 열을 가하면 풍선이 부풀지요. 우리 몸도 마찬가지입니다. 열이 넘치면 그 조직은 부풀고 압력으로 빵빵해집니다. 그게 바로 통증을 일으키는 거예요. 따라서 담석통이 생기면 열과 압력을 빠르게 빼주고 염증을 제거해주는 것이 무엇보다 중요합니다.

급성 담석통이 자주 생기는 분은 세 가지가 필요합니다. 먼저 열과 압력이 잘 빠질 수 있게 도와주는 해표제(解表劑, 겉에 있는 병증을 풀어주는 처방)가 필요합니다.

둘째, 염증이 심하다면 이를 완화해줄 식물성스테롤Phytosterol이 필요합니다. 식물성스테롤은 식물에 존재하는 스테로이드핵을 가진 물질로, 합성 스테로이드와 달리 내성이나 부작용, 끊었을 때 반동성 작용이 거의 없습니다. 안전하게 사용할 수 있을 뿐만 아니라 소염 작용이 매우 뛰어나 만성 중이염이나 만성 축농증을 비롯한 각종 염증에 큰 효과를 발휘합니다.

마지막으로 꼭 필요한 것이 바로 레몬즙입니다. 레몬즙은 담석을 무르게 하고 담즙의 흐름을 개선하며, 간과 담낭 내 압력을 감소시킴으로써 통증을 줄여줍니다. 레몬 외에는 아무것도 들어가지 않은 100퍼센트 착즙 엑기스를 구입하거나 생레몬을 직접 착즙하면 됩니다. 급성 담낭통이 생겼을 때, 레몬즙을 물에 좀 진하게 타서 마시면 통증을 줄이는 데 도움이 됩니다.

이 세 가지를 담석통이 없어질 때까지 꾸준히 드시면서 간청소를 병행하면 담석통은 완화됩니다.

비트주스도 담석통을 완화하는 데에 도움이 됩니다. 비트주스는 엽산과 철분이 풍부해 혈액 생성을 돕고, 항산화 작용이 뛰어나며, 염증을 완화하죠. 또 항지방간 인자로 알려진 베타인이 풍부해 콜레스테롤을 배출해주는 작용도 합니다. 하지만 레몬즙이 더 구하기 쉽고 경제적이며 간해독에 널리 쓰이기도 하고 담석통에 효과도 좋은 편입니다. 레몬수를 마시고 속이 쓰리다면 100퍼센트 착즙비트주스로 구입해서 마셔도 됩니다. 다만 비트는 레몬에 비해 좀 더 강한 화기 식품에 속하는지라 장기간 섭취 시 열증이 있는 분들에게는 문제가 될 수 있습니다.

담석통은 그냥 생기지 않습니다. 많은 열과 압력이 담낭에 정체되어 있는 탓에 통증이 생깁니다. 이때 따뜻한 성질이 강한 화기 음식을 먹으면 담낭에 더 많은 열이 가해져 급성 염증으로 발전하고, 통증이 더 심해집니다. 그러므로 담석통이 있다면 강한 화기 음식은 끊으셔야 합니다.

담석통이 오더라도 대부분은 해표제, 식물성스테롤, 레몬즙, 미네랄액 등으로 관리하며 간청소를 하면 점점 개선될 수 있습니다. 그러나 염증 수치나 빌리루빈 수치가 지나치게 높거나 담관이 큰 담석으로 꽉 막혀 있을 때, 괴사나 천공(터짐)의 위험이 있을 때, 간청소로 개선되기 어려운 상태일 때에는 응급수술이 필요합니다. 이런 위급한 상황에서는 간청소를 고집하지 마시고, 담석이 있다는 진단을 받으셨다면 통증이 없더라도 미리 간청소로 담낭을 관리하세요.

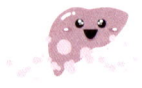

담낭 절제, 신중하게 결정해야 하는 이유

담석통이 있거나 간초음파로 담석을 발견하면 담낭 절제를 권유받는 경우가 꽤 있습니다. 지금 현재 담석통이 없더라도 언젠가 담석통이 생길 가능성이 있다는 이유에서지요. 담낭을 제거해도 담즙이 분비될까 걱정하면 의사는 "담낭이 없어도 담즙은 분비되니 걱정하지 않으셔도 된다"고 이야기합니다. 네, 맞습니다. 담낭이 없어도 담즙은 간에서 만들어지기에 담즙은 분비됩니다. 이런 이야기를 들으면 '담낭은 떼어내도 되는 거 아냐?'라고 쉽게 생각하고 절제를 하는 분들이 꽤 많습니다.

그러면 담낭이 별 쓸모가 없는 기관일까요? 있으나 마나 한, 떼어내도 되는 기관일까요? 절대 아닙니다. 담낭은 담즙을 농축하고 저장하는 역할을 합니다. 농축 저장하는 이유는 소화 과정에서 충분한 양의 담즙이 필요하기 때문입니다. 이는 농축된 충분한 양의 담즙이 없다면 소화 과정에 문제가 생긴다는 말이지요. 우리 몸은 담낭에 담즙을 농축하고 저장해뒀다가 필요할 때 담즙을 충분히 배출시켜야 합니다. 농축되지 않는 채 찔끔찔끔 나오는 담즙으로는 소화를 시키기에 부족합니다. 담즙만 부족할까요? 각종 소화효소가 들어 있는 췌장액도 부족해집니다. 담즙이 나오면서 음압이 생겨 췌장액을 끌고 오는데, 담즙이 충분히 잘 분비되어야 그만큼 압력의 변화가 커져 췌장액도 충분히 나옵니다.

열은 물질을 내보낼 때 잘 빠집니다. 열이 잘 빠지려면 간과 담낭은 담즙을 잘 배출해야 하고, 췌장은 췌장액을 잘 배출해야 합니다. 우리 몸도 체온을 낮출 때에는 땀을 내보내잖아요. 해열제를 먹여도 열이 잘 내려가지 않던 아이가 땀이 쭉 나면 그제야 체온이 내려가기 시작합니다. 담즙과 췌장액이 잘 배출되어야 간도 담낭도 췌장도 열 받지 않고 건강하게 제 기능을 합니다.

담낭을 떼어내서 담즙과 췌장액이 충분히 배출되지 않으면 위와 장에도 문제가 생깁니다. 위산으로 버무린 음식물을 중화시켜 내려보내야 하는데, 담즙과 췌장액이 부족하면 그게 어려워집니다. 중화되지 못한 음식물이 그대로 내려가면 소장이 다 녹아버리겠죠. 다행히도 우리 몸은 그런 위험성을 다 인지합니다. 그래서 위산도 적게 분비합니다. 그러니 어떻게 되겠어요. 모든 소화액이 부족해지고 소화불량에 빠지는 거죠.

담낭을 떼어내면 기름기 있는 음식만 소화를 못하는 게 아닙니다. 어떤 음식이든 소화하기가 어려워집니다. 이렇게 소화액이 부족해지면 제대로 소화되지 못한 음식물이 그냥 장으로 넘어가 장에서 이상발효되고 각종 독소와 가스가 생깁니다. 이는 장 점막을 공격하고 장내균총에 변화를 일으키며 장을 망가뜨립니다.

더 큰 문제는 지금부터입니다. 장은 면역의 80퍼센트를 담당합니다. 장 내피세포들이 세균이나 바이러스에 대항해 면역물질과 면역신호를 생산하고 방어해야 하는데, 장이 나빠지면 면역력이 저하되지요. 또 장내균총 환경이 나빠지면 독성 에스트로겐이 증가하여 호르몬 체계에 이상이 생기고, 갑상선 기능 이상과 담석 발생 위험이 증가합니다. 담즙 역시 독성 담즙으로 바뀌어 담석이 생길 위험이 증가하고 간에 부담을 줍니다.

장-뇌 축 이론을 들어보셨나요? 장과 뇌는 하나의 축으로 연결되어 있고 뇌에 관련된 문제는 장에서부터 시작된다는 이론입니다. 장내 미생물이 뇌에 직간접적으로 영향을 미친다는 것이지요. 우리 몸에서 생산되는 세로토닌의 90퍼센트 이상, 도파민의 50퍼센트가 장에서 생산됩니다.

세로토닌은 위장관 운동을 촉진하고 수면이나 감정, 통증 신호를 조절하는 물질입니다. 세로토닌이 부족하면 불안, 우울, 공황장애, 강박장애, 불면을 일으키죠. 도파민은 세로토닌과 함께 삶의 질을 높여주는 '행복 호르몬'으로, 의욕과 흥미를 유발하고 운동기능을 조절하며, 두뇌활동을 증가시키고 성취감과 만족감을 줍니다. 따라서 도파민을 생산하고 전달하는 시스템에 문제가 생기면 파킨슨, 조현병, ADHD 등의 질환이 생길 수 있습니다.

이외에도 장은 뇌신경전달물질인 GABA, 뇌성장단백질인 BDNF, 신경전달물질인 글루타민산염을 생산하거나 조절하고, 비타민K, 비타민B_{12}, 비오틴 등 다양한 물질을 생산합니다. 우리가 뇌의 문제거나 정신적 문제라고 생각해온 상당 부분이 장과 밀접한 관련이 있습니다.

담낭을 절제하면 장이 손상되고, 생리활성을 조절하는 호르몬의 불균형을 일으킬 수 있으며, 간을 포함해 인체 전반에 걸쳐 심각한 손상을 줄 수 있습니다. 단순히 지방을 소화할 때만 문제가 되는 것이 절대 아닙니다. 담즙이 필요할 때 충분한 양의 농축된 담즙이 나오는 것이 정말 중요합니다.

제게 간청소 관련하여 문의를 하신 분들 중 상당수가 절제를 권유받았던 분들입니다. 또 그분들 모두 담낭을 절제해도 별문제가 없다는 이야기를 들으셨다고 해요. 우리 인체는 생선 토막을 내듯 토막 내서 봐서는 절대 안 됩니다. 모든 장기가 서로 영향을 미치고 저마다 맡은 역할을 열심히 하고 있습니다. 하나의 장기에 문제가 생기면 다른 장기에도 영향을 미칩니다. 그런데도 담낭이 어떤 영향을 미치는지 알지 못하기에 담낭 절제를 쉽게 결정하는 분들이 많습니다. 제가 보기엔 **담낭 절제를 권유받은 분들 중 실제 절제가 필요한 분들은 10퍼센트도 채 되지 않습니다**. 담석통이 있어도 만성담낭염이 있어도 대부분 개선될 수 있고, 담석이 있어도 잘 살 수 있습니다.

그러나 안타깝게도, 잘라내지 않아도 되는 담낭을 잘라내는 사례가 너무나 많습니다. 담낭을 잘라냈음에도 통증이 전혀 줄어들지 않아서 저를 찾아온 분들도 종종 있습니다. 담낭을 제거해도 간 내 담석이 많이 쌓여 있는 탓에 통증이 계속되는 경우가 있거든요. 그런 사례를 접하면 정말 안타깝죠.

문제의 근본 원인을 해결하지 않고 당장의 통증을 가라앉히는 데만 급급하여 담낭을 바로 절제하면 또 다른 고통으로 이어집니다. 담낭을 잘라내야 한다는 진단을 받았더라도 무조건 잘라내려 하지 말고 최대한 담낭을 살릴 방법을 찾아보아야 합니다.

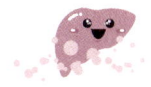

이런 경우에는 담낭 절제를 고려하자

제가 오랫동안 상담해온 환자분이 있습니다. 이분이 처음 오셨을 때 관상동맥이 80퍼센트 넘게 막혀서 협심증이 심각했습니다. 협심증 외에도 건강에 문제가 많아서 수술과 시술을 여러 번 받았는데, 받으면 받을수록 병원 약을 먹으면 먹을수록 그 부작용이 점점 심해졌다고 합니다. 그래서 검사도 수술도 시술도 무서워 더는 받지 않고 처방받은 약물도 먹지 않으려고 했죠.

3년 전 협심증 진단을 받았을 때 빨리 시술을 받아야 한다고 했는데 무서워서 그 이후로 병원에 가지 않았다고 합니다. 의사의 권고대로 했을 때마다 몸이 심각하게 나빠졌기에 병원에 대한 두려움이 큰 상태에서 제게 오셨어요. 심장 통증과 무릎 통증 때문에 계단 오르는 것도, 조금만 빨리 걷는 것도 힘들어하셨습니다.

메마름증이 심각해서 미네랄 요법이나 소금물 요법이 필요했지만 미네랄과 소금이 약간만 들어가도 심장에 통증을 느껴서 이런 요법을 처음부터 적용하기는 어려웠어요. 그래서 심혈관 막힘부터 뚫어야 했습니다. 담낭에 돌이 꽉 차서 한 덩어리가 됐고, 담낭은 돌을 감싼 형태로 완전히 쪼그라들어 기능을 하나도 못 하는 상태였지요. 그냥 놔두면 담낭암으로 발전할 수 있다며 병원에서는 떼어내길 권했어요. 소화를 못하는 것은 물론 위와 장이 좋지 않고 자궁은 이미 절제한 데다 갑상선 질환도 있고 추위를 몹시 탔으며, 웬만한 간열 증상을 거의 다 가지고 있었습니다.

몸이 너무 좋지 않아서 담석이 있다고 해도 간청소로 빠져나올 상태도 아니었고, 수술을 견뎌낼 만한 몸 상태도 아니었습니다. 일단 심혈관 막힘을 먼저 해결해야 했고 일상생활을 할 정도까지는 몸을 회복해야 했습니다. 몸이 어느 정도 회복되고 심장 통증도 개선됐을 때, 담낭 절제 수술을 권했습니다. 무서워서 받지 않으시겠다는 걸 담낭암으로 발전할 수 있으니 수술이 필요하고, 수술을 하더라도 건강이 잘 회복되실 테니 걱정 마시라고 설득했습니다.

수많은 담석증 환자분들이 저를 거쳐 갔지만 이렇게 설득해서 수술을 받게 한 적은 없었습니다. 제가 이분에게 수술을 권한 건 담낭이 돌덩이처럼 딱딱하게 변형되어 그 기능을 완전히 상실했고 담낭암으로 발전할 수 있다는 소견 때문이었습니다. 이 정도 상태가 되면 담낭은 이미 존재 의미가 없거든요.

게다가 이분은 오랫동안 간열과 심열, 메마름증으로 고생해온 탓에 몸이 너무나 좋지 않았어요. 제가 담낭 절제를 간곡히 권유한 이유는 이렇게 오랫동안 메마름증이 극심한 상태에서 간청소를 하면 체액과 미네랄이 다량 빠져나갈 수 있고, 그것을 쉽게 채울 수 없는 몸 상태였기 때문입니다. 메마름증이 오랫동안 극심하면 쉽게 개선하기가 그만큼 어렵습니다. 또 심장에 큰 문제가 있는 경우는 전해질 균형에 예민하기 때문에 간청소를 권하지 않습니다.

담낭이 딱딱하게 변형되어 그 기능을 완전히 상실한 게 아니라면 담석이 꽉 차 있다고 해도 일단 레몬수를 꾸준히 마시면서 간청소를 하는 것이 좋고, 실제로 결과가 좋았던 사례가 많습니다. 하지만 어떤 요법도 모든 환자에게 다 맞을 수는 없습니다. 개개인의 몸 상태를 고려해야 하는 것이지요. 일상생활도 힘들 정도로 병증이 깊은 분들은 간청소만으로 회복되기 어렵습니다. 그 정도 상태라면 오히려 간청소를 한 후 몸이 더 힘들어지는 경우도 있습니다.

간청소는 담즙 폭포를 잘 만들어낼 수 있는 상태라야 성공할

수 있습니다. 부정맥, 협심증, 심근경색 등 심장에 문제가 있는 분들에게는 위험할 수 있기에 간청소를 권하지 않습니다. 간청소로 많은 분이 담낭 절제의 위험에서 벗어나곤 하지만 모든 분에게 적용할 수 있는 만병통치요법이 절대 아닙니다. 어떤 요법이든 내 몸에 맞게 진행해야 좋은 결과를 거둘 수 있습니다.

담석통이 심한 분들 중 메마름증이 극심해 간청소를 할 수 없는 경우, 심장에 문제가 있는 경우, 담낭이 이미 그 기능을 상실한 경우, 담도가 완전히 꽉 막혀 위급한 경우, 염증수치와 빌리루빈 수치가 급격히 상승한 경우에는 담낭 절제를 고려하시는 것이 좋습니다.

| 내 몸이 보내는 SOS | 심열이 있을 때 신호

심열 역시 심기능 저하로 심장에 과부하가 걸려 나타나는 것으로 볼 수 있는데, 심열이 있으면 다음과 같은 신호가 나타납니다.

- ☐ 부정맥, 협심증, 심근비대 등 심장에 질환이 있다.
- ☐ 가슴이 두근거리거나 빠르게 뛰고 숨 쉬기 답답하다.
- ☐ 공황장애나 불안장애 등이 있다.

☐ 손가락에 통증이 있거나 습진 등 손에 질환이 있다.

☐ 손바닥이 붉고 손에 땀이 많다.

☐ 입이 마르고 찬물이 땡긴다.

☐ 소금물을 먹으면 가슴이 두근거리거나 열이 위로 뜬다.

☐ 얼굴이나 말초가 자주 붓는다.

☐ 혀끝이 빨갛거나 아프고, 혓바늘이 자주 생긴다.

3장

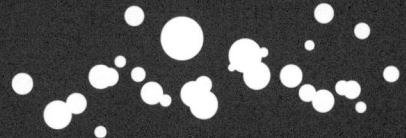

질병 없는 삶의 출발점, 간청소

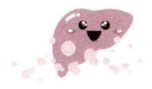

나도 간청소를 해야 할까?

현대인들은 고지방식, 고탄수화물식, 고열량식, 폭식, 과식을 하는 경우가 많습니다. 그래서 콜레스테롤 수치가 정상이라도 대부분 간이나 담낭에 담석과 슬러지가 쌓여 있습니다. 식생활이 건강하지만 스트레스를 받거나 교감신경이 항진되어 있는 분들도 마찬가지입니다. 스트레스로 인해 교감신경이 항진되면 체액이 말라버리고 간이나 담낭에 담석이 쌓입니다. 특히 간열이 심한 분들은 메마름증이 심각해서 담즙이 걸쭉해지고 잘 배출되지 않으며, 담석이 생길 가능성이 높아집니다.

간 내에는 수많은 미세담관은 물론 간과 십이지장을 연결하는 큰 담관도 있습니다. 간 내 담관은 딱딱한 색소성 담석이나 끈적끈적한 슬러지, 콜레스테롤성 담석으로 막혀 있는 경우가 많아요. 지방간이 있다면 간 내 담관들이 콜레스테롤성 담석으로 많이 막혀 있으며, 고지혈증이 있는 분들도 마찬가지입니다. 담즙이 잘 배출돼야 콜레스테롤 수치도 적절히 유지되는데, 고지혈증이 있다는 것은 이 배출 시스템에 문제가 생겼다는 의미일 수 있습니다.

간에 있는 노폐물과 독소가 담즙으로 빠지지 않으면 간이 힘들어지고 기능은 저하됩니다. 간이 60퍼센트가 손상돼도 간 검사에서는 정상 수치로 나올 수 있기 때문에 간이 건강하다는 진단을 받을 수 있습니다. 그러나 **간수치가 정상이라고 해서 간 기능이 정상인 것은 아닙니다.**

누구에게나 슬러지나 담석이 존재한다고 말하면 '초음파검사를 받아서 체크하면 되지'라고 생각하는 분들이 많아요. 하지만 각종 진단검사로도 담석이나 간 내 담석이 얼마나 있는지를 확인하는 데에는 한계가 있습니다. 석회화된 담석은 엑스레이 검사로 확인할 수 있지만 대부분을 차지하는 콜레스테롤성 담석은 찍히지 않아요. 초음파검사를 하면 담낭에 있는 담석은 90퍼센트 이상 진단할 수 있지만 간 내 담석이나 담관 내 담석을 정확히 진단하기는 어렵습니다. ERCP 같은 내시경을 하면 총담관의 결석은 발견할 수 있지만 그 외의 담석은 발견하기 어렵지요. 혈액검사를 하면 총담관이나 간 내 담석이 있는 경우 빌리루빈,

ALP_{Alkaline phosphatase}, GGT_{Gamma-Glutamyl Transferase} 수치가 상승할 수 있지만, 이것만으로 정확히 진단하기는 어렵습니다. 담석이 어디에 존재하는지, 어떤 검사를 하는지에 따라 담석을 발견할 수도 있고 발견하지 못할 수도 있다는 이야기입니다. 특히 간 내 담석은 초기에 발견하기 어려운 경우가 많습니다.

담석통이 있다면 담석이 얼마나 큰지 검사를 받아보는 것이 좋습니다. 담석통이 없어도 소화가 안되거나 장이 안 좋거나 간 기능이 저하되어 있거나 간열이 있다면 담석이 존재할 가능성이 높아요. 초음파검사에서 담낭에 담석이 보이지 않더라도 간 건강을 위해 주기적으로 간청소를 하는 게 좋습니다. 간청소는 말 그대로 간을 위한 청소입니다. 담즙 폭포를 충분히 만들 때 담낭까지 청소되는 것입니다. 그러니 담낭이 없더라도 간을 위해 간청소를 하는 것이 좋습니다. 간청소야말로 누구나 쉽고 빠르게 간을 해독할 수 있는 방법이자 건강하게 간을 관리하는 방법입니다.

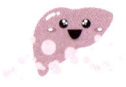

간청소 반대론자들에 대한 반론

의사들은 간청소를 할 때 배출되는 것이 설령 담석이라고 해도 그렇게 큰 담석이 1~2밀리밖에 안 되는 담관을 빠져나오는 건 불가능하다고 말합니다. 그렇죠. 저도 신기하다고 생각합니다. 어떻게 저렇게 큰 게 좁은 담관을 빠져나올 수 있는지 말이죠. 그래서 '인체의 신비'라는 말을 떠올리게 됩니다.

실제로도 담석통 때문에 고통받던 분들이나 고지혈증이 심하던 분들이 간청소를 하고 난 후 담석이 빠져나오기도 하고 고지혈증 수치가 정상으로 내려가기도 한 여러 사례가 있습니다. 그런데 간청소를 한다고 무조건 담석이 다 빠져나오는 것은 아닙니다. 담낭 깊숙한 곳에 있거나 크고 무거운 담석들은 그대로 있기도 하지만, 작은 것들이 많이 배출되어 담즙 분비와 해독이 더 잘 되고 예전보다 좋은 컨디션을 유지할 수 있습니다.

의사들은 간청소를 하면 탈수가 와서 전해질 불균형이 오고, 그러면 심장질환자에게는 큰 문제를 일으킬 수 있기에 위험하다고 합니다. 이건 저도 동의합니다. 심장질환이 있는 분들에게는 간청소를 권하지 않습니다. 저를 찾아오는 분들에게 항상 주의사항으로 말씀드리는 점이기도 합니다.

제가 간청소로 몸이 좋아진 분들의 사례를 올리고 난 후 비난하는 댓글을 많이 받았습니다. 비과학적인 간청소를 퍼뜨려 건강을 망치는 비양심적인 약사라고 말이죠. 그래서 간청소에 반대하는 분들의 주장을 모두 살펴보려고 합니다.

간청소 반대론자들의 주장을 모아보면 다음과 같습니다.

첫째, 오일과 산성 주스를 섞어 마시면 담즙이 많이 분비되고 이런 녹색 결정체가 나오는 게 당연하다. 이는 마신 기름과 담즙이 섞여 엉킨 물질일 뿐이지 담석일 수 없다는 것입니다.

둘째, 간청소 시 먹는 오일과 주스가 아무리 천연식품이라지만 양이 너무 많아서 노인이나 몸이 약한 사람이 먹으면 지나친 설사를 유발해 쇼크가 올 수 있다는 것입니다.

셋째, 담관이 1~2밀리밖에 되지 않아 지름이 1센티가 넘는 담석이 좁은 담관을 빠져나오는 것은 불가능하다는 것입니다. 또 그렇게 많은 담석이 몸 안에 존재할 수 없다고 주장합니다.

넷째, 간청소를 한 후 담낭 안에 있던 담석이 빠져나왔는지 검사를 해봤는데 담석이 그대로 남아 있었다는 것입니다.

다섯째, 액체는 위와 장을 통해 빠져나가기에 간이나 쓸개를 직접 세척할 수 없다는 것입니다.

이 다섯 가지 주장은 맞기도 하고 틀리기도 합니다.

간청소 후 나오는 물질은 기름과 담즙이 엉킨 덩어리다?

그럼 첫 번째 주장부터 하나하나 살펴볼게요. 저도 간청소를 처음 접했을 때에는 어떤 주장이 맞는지 알 수가 없더라고요. 해보지 않고 간청소를 논하는 건 의미가 없겠다 싶어 직접 여러 번 해보았고 어느 쪽 주장이 맞는지 스스로 느낄 수 있었습니다. 그 이후로 저를 거쳐 간청소를 진행한 분들 덕분에 다양한 직간접적인 체험을 할 수 있었지요. 간청소를 한 분들이 한결같이 하는 말은 똑같습니다. 해보면 뭐가 진실인지 몸으로 느낄 수 있을 텐데 해보지 않았기에 모르는 것이고, 모르니 반대하는 것이라고요.

어떤 방송에서는 간청소로 나온 찌꺼기들이 콜레스테롤이 아니라고 하고, 어떤 방송에서는 콜레스테롤이 맞는다고 합니다. 도대체 뭐가 맞는지 알쏭달쏭합니다. 그런데 환자분들이 간청소를 한 후 제게 보내준 사례들은 어느 것이 진실인지 알 수 있는 실마리가 될 수 있다고 생각합니다. 고지혈증약을 먹지 않았는데도 콜레스테롤 수치가 떨어지기도 하고, 견딜 수 없던 담석통이 사라지기도 하며, 간수치나 발진이 좋아지고, 무엇보다 피곤함이 사라졌다고 합니다. 간청소를 한 번 하고 난 후 초음파검사를 받은 결과 담낭에 꽉 차 있던 담석이 1/3로 줄거나 많이 없어져서 의사가 수술하지 말고 지켜보자고 한 사례도 종종 있습니다.

이처럼 간청소 후 초음파검사로 담석의 변화를 확인하는 분들도 있지만, 검사를 받지 않더라도 많은 분이 간청소로 담석통이 사라지는 것을 경험합니다.

간청소로 나온 덩어리가 담석이 아니라면 응급실에 실려 갔을 때 꽉 차 있던 담석들은 며칠 만에 도대체 어디로 간 걸까요? 2~3일에 한 번꼴로 극심한 담석통에 시달리던 분이 담석통이 사라졌다면 갑자기 왜 사라진 걸까요? 반대론자들의 주장이 맞다면 담석도 그대로 있어야 하고 담석통도 그대로여야 합니다. 그들의 주장대로라면 그 이유를 도저히 설명할 수가 없습니다. 이런 사례들이 하나둘도 아니고 꾸준히 올라오고 있는데, 왜 그런 실제 사례에 반하는 주장을 하는지 모르겠습니다. 간청소를 하고 효과를 본 분들은 본인들이 모른다고 비과학이라 치부해버리는 반대론자들의 행태를 이해할 수 없다고 합니다.

이렇게 말씀드려도 여전히 간청소 후 빠져나오는 것이 담석이 아니라고 생각하는 분들이 있을 겁니다. 그래서 실제 사례를 좀 더 구체적으로 말씀드려보겠습니다.

50대 여성분이 담석통으로 몹시 고생하다가 간청소를 했습니다. 그런데 1~5회차까지 담석이라고 할 만한 것이 거의 배출되지 않았습니다. 간청소를 이렇게 여러 차례 해도 담석이 배출되지 않는 것은 보통 두 가지 이유 때문입니다. 메마름증이 심해 담즙 폭포를 만들어낼 수 없어서 담석을 밀어내지 못하기 때문이지요. 그게 아니라면 아주 큰 담석이 주요 통로를 막고 있어서 담석이 빠져나오지 못하기 때문입니다. 큰 담석이 주요 통로를 막고 있다면 간수치가 급상승할 수 있는데, 이분 역시 간수치가 매우 높아져 있었어요. 이분은 간청소를 여섯 번 한 후에야 자갈같이 딱딱한 3센티 정도의 큰 담석이 배출되었습니다. 그 이후에 많은 담석이 한꺼번에 쏟아져 나왔고, 심각했던 담석통도 사라졌으며 간수치도 낮아졌습니다.

만약 간청소 후 나오는 배출물이 담즙과 올리브유자몽주스가 엉켜 장에서 생기는 것이라면 왜 1~5회차까지는 아무것도 생성되지도 배출되지도 않았을까요? 그랬더라면 올리브유자몽주스를 먹을 때마다 나와야 했을 텐데 말이죠.

또 왜 6회차에 자갈같이 큰 덩어리가 빠져나온 후에야 1~2센티 크기의 덩어리들이 쏟아져 나온 것일까요? 담즙과 올리브유가 엉켜서 생긴 것이라면 어떤 기전이 작용했기에 단시간에 이게 돌처럼 딱딱해졌을까요? 백번 양보해서 그럴 수 있다고 하더라도, 담석이 아니라면 왜 큰 덩어리가 빠져나오면서 담석통이 없어졌을까요?

이렇게 큰 담석이 막고 있던 탓에 통증이 있었고 간수치가 높아졌으며, 이게 밀려 나오면서 미처 나오지 못하던 담석이 한꺼번에 나왔다고 보는 게 합리적인 생각입니다. 반대론자들의 주장대로라면 의문이 끊임없이 생깁니다. 이런 사례를 두고도 이들이 같은 이야기만 반복한다면 반대를 위한 반대라는 생각밖에는 들지 않습니다.

간청소 후 담석통이 사라진 체험 사례는 이것 말고도 많습니다. 간청소 이야기가 나왔을 때 저희 아빠도 본인 사례를 말씀해 주셨어요. 담석통이 심해서 누가 알려준 민간요법대로 했는데 큰 자갈이 나왔고 그 이후 담석통이 없어졌다고 합니다. 제 어릴 적 기억에 아빠가 아주 딱딱한 암적색 자갈을 상자에 넣어 보관하셨어요. 그때는 몰랐지만 나중에 간청소 이야기가 나오자 그때 그 자갈 이야기를 꺼내시더라고요. 지금은 이사하며 없어졌지만 몸에서 이런 큰 자갈이 나온 게 신기해서 오랫동안 간직하셨다고 합니다. 담석통이 정말 아픈데 그게 나오고 통증이 싹 사라져서 그게 담석이라고 확신하셨습니다. 저는 간청소를 진행한 경험이 많고, 환자들에게 놀랄 만한 사례들을 수시로 듣기에 간청소의 효과가 거짓이 아니라는 걸 확신합니다.

간청소 시 먹는 오일과 주스가 노인이나 몸이 약한 사람에게 쇼크를 일으킬 수 있다?

저도 이건 동의합니다. 노인이나 몸이 약한 분들은 대체로 혈부족이 심합니다. 제가 누차 말씀드리지만 혈부족이 심한 분들은 설사를 많이 하면 탈수가 올 수 있고 심각한 경우 쇼크도 올 수 있습니다. 쇼크가 오는 경우는 드물지만 이런 분들에게는 간청소를 권하지 않습니다. 쓰러질 듯 기운 없고 비실거리는 분들은 혈허가 극심하기에 간청소를 하면 절대 안 됩니다. 설사 간청소를 해도 좋은 결과를 기대할 수 없습니다.

담석이 좁은 담관을 통해 빠져나오는 것은 불가능하다?

담관은 정말 가늘어요. 그래서 큰 담석이 빠져나올 때에는 움직이는 느낌이 나기도 하죠. 딱딱하고 큰 담석이라면 통증도 생깁니다. 앞에서 언급한 50대 여성의 경험에 따르면, 송곳으로 찌르는 듯한 느낌이 간에서부터 이동해 점차 밑으로 내려왔다고 합니다. 자갈같이 딱딱하고 큰 담석이 빠져나오느라 이렇게 통증이 심했던 거예요. 담석이 이동하는 게 느껴져서 이틀에 걸쳐 올리브유만 드시며 꾸준히 담즙으로 담석을 밀어내셨어요. 간청소의 원리를 정확히 알고 있었기에 올리브유를 드시면서 담즙을 계속 배출시켰고, 그래서 중간에 막힘없이 끝까지 내려올 수 있었던 거죠. 너무나 큰 담석이라 빠져나오는 데 꼬박 이틀이 걸렸습니다.

이렇게 큰 물체가 인체의 좁은 통로를 빠져나오는 예는 또 있습니다. 산모들이 출산할 때 아기가 좁은 산도를 통과해서 나오지요. 담석이 나오는 것보다 훨씬 더 힘든 일인데도 아기는 잘 빠져나옵니다. 물론 큰 고통이 뒤따르지만요. 담석은 미끌미끌한 담즙과 함께 빠져나오기 때문에 산도로 아기가 빠지는 것보다 훨씬 수월합니다. 아기가 빠져나오는 건 이상하지 않으면서 담즙으로 덮인 미끌미끌한 담석이 빠져나오는 건 말이 되지 않는다고 주장하는 게 더 이상해 보입니다. 산도와 아기의 크기를 고려해 봐도 담관으로 담석이 빠져나오지 못할 이유가 전혀 없습니다.

하지만 2센티가 넘는 딱딱한 담석이라면 간청소에 대한 충분한 지식이 있어야 쉽게 배출되지 않을 때 스스로 대처를 할 수 있습니다. 3센티 정도의 큰 담석은 의사들의 주장대로 담관을 막을 위험도 있기에, 그런 경우에는 간청소를 권하지 않아요. 담석이 너무 크다면 무리해서 간청소를 하지 마세요.

반대론자들은 또 이렇게 많은 담석이 몸 안에 존재한다는 것은 말이 되지 않는다고 주장합니다. 저도 간청소를 하고 이렇게 많은 덩어리가 몸 안에 있었다는 게 신기하더군요. 그런데 간청소는 담낭 청소라기보다는 간 자체의 청소로 보는 게 맞습니다. 간 곳곳에 간 내 담관을 막고 있는 콜레스테롤성 담석과 슬러지들을 밀어내서 간의 숨통을 트여주는 거예요. 간청소를 하려 했는데 더불어 담낭 청소까지 되는 셈입니다.

간청소를 해도 담석이 그대로 남아 있을 수 있다?

맞습니다. 그럴 수 있습니다. 담낭 안에 있던 담석이 빠져나오는 경우도 있지만 그렇지 않는 경우도 있습니다. 간청소를 했을 때 모든 분이 다 성공하는 것은 아닙니다. 한 번 만에 빠져나오기도 하지만 40번 이상 간청소를 해도 나오지 않은 경우도 있습니다. 빠져나오지 못하는 데에는 모두 이유가 있지요.

담낭에서 담석이 배출되려면 일정한 조건이 필요합니다. 담낭에 농축된 담즙이 많아야 간청소 시에 담즙 폭포를 만들어 담석을 밀고 나올 수 있어요. 담낭에 담석이 가득 찬 경우에는 그만큼 농축된 담즙이 적고, 혈허가 심한 경우에도 저장된 담즙이 적을 수밖에 없습니다. 또 담석의 크기가 너무 크면 무거워서 밀고 나오기 쉽지 않아요.

즉 저장된 담즙이 적을수록, 담석의 크기가 클수록 담즙이 담석을 밀고 내려오기 어려워집니다. 따라서 담낭에 담석이 가득 차 있고 메마름증이 너무 심각해 담즙 폭포를 만들기 어렵거나 담석이 너무 크면 간청소를 권하지 않습니다. 이때는 다른 요법으로 간열과 메마름증을 개선하는 게 먼저입니다. 그 후에 간청소를 해야 좋은 결과를 기대할 수 있습니다. 또 간청소를 하기 전 사전 준비작업이 정말 중요합니다. 담즙을 충분히 저장해둬야 간청소뿐만 아니라 담낭 청소까지 성공할 수 있으니까요.

간청소를 해서 담석이 많이 배출되었음에도 담낭에 담석이 계속 있다면 기생충 감염을 의심해볼 수 있습니다. 이런 경우에는 기생충 청소를 먼저 한 후에 간청소를 하는 것이 바람직합니다.

액체는 위와 장을 통해 빠져나가기에 간이나 쓸개를 직접 세척할 수 없다?

반대론자들의 말처럼 올리브유자몽주스는 위와 장을 통과해서 빠져나가지 직접 간에 들어가서 간을 세척하고 내려오는 것이 아닙니다. 당연한 이야기죠. 이런 주장은 간청소의 원리를 아예 모르기 때문에 하는 거예요.

올리브유와 같은 지용성 물질을 먹으면 우리 몸은 이를 소화하기 위해 담즙을 배출합니다. 간청소는 이 원리를 이용한 것입니다. 올리브유와 자몽주스는 담즙 분비를 촉진하고 배출을 유도해 담즙 폭포를 만드는 최적 조합입니다. 이 혼합주스가 담즙 폭포를 만들어 간과 담낭에 쌓여 있는 찌꺼기와 담석들을 밀어내서 배출시키는 것이지, 직접 가서 간과 담낭을 세척하는 것이 당연히 아닙니다. 그래서 담즙 폭포를 얼마나 잘 만드느냐에 간청소 성공 여부가 달려 있습니다.

지금까지 간청소 반대론자들의 주장을 살펴보았습니다. 새로운 지식을 흡수하려면 기존에 가지고 있던 지식은 내려놓아야 합니다. 간청소 반대론자들의 주장은 간청소에 대해 전혀 모르기 때문에 할 수 있는 것입니다. 간청소의 효과는 이미 충분한 사례로 증명되고 있습니다. 다양한 사례에 비추어 보면 그들의 주장은 앞뒤가 맞지 않아 다 깨지게 됩니다.

저는 '호기심약사'라는 제 유튜브 채널명처럼 정말 호기심이 많습니다. 어떤 것이든 그게 사실인지 아닌지 판단이 서지 않을 때에는 제가 가진 지식은 완전히 내려놓고 접근합니다. 그러한 접근 방식 덕분에 저 자신을 빠르게 성장시킬 수 있었습니다. 무언가를 반대할 때는 최소한 여러 번 해보고 반대해야 합니다.

간청소는 말 그대로 간을 위한 청소이고, 단시간 내에 간을 해독할 수 있는 놀라운 요법입니다. 간에 쌓인 담석을 제거하는 것만으로도 건강이 눈에 띄게 좋아진 사례가 정말 많습니다. 그분들이 모두 플라세보효과(위약효과)로 인해 그렇게 느낀 것은 아니라 생각합니다. 담낭 안의 담석은 몸 상태에 따라, 크기에 따라, 배출될 수도 있고 배출되지 않을 수도 있습니다. 그렇지만 본인이 간청소를 해야 하는 상황이라면 주의 사항을 지켜서 도전해보시기 바랍니다. 그래야 성공률이 높아지고 결과도 좋습니다.

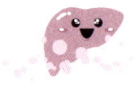

간청소를 해야 하는 분들

간청소를 한 후 많은 분이 만성피로와 소화불량, 가려움증, 어깨와 목의 통증이 개선되었다고 말합니다. 담석이 있든 없든 간청소로 개선할 수 있는 증상이 많습니다. 그런데 간청소 한 번으로 모든 증상을 개선할 수는 없습니다. 한 달에 한 번씩, 5~8회 정도는 해야 이런 증상이 점점 개선됩니다. 그 이후에는 일 년에 두 번 정도 주기적으로 하면 좋습니다. 아래의 증상이 있으면 간청소가 필요합니다.

- ☐ 만성피로가 있다.
- ☐ 담석통이나 담석이 있다.
- ☐ 만성 가려움증, 발진, 두드러기가 있다.
- ☐ 만성 소화불량이 있거나 설태가 두껍다.

☐ 역류성식도염이 있다.

☐ 어깨와 목에 근육통이 있거나 목디스크가 있다.

☐ 체취나 구취가 심하다.

☐ 두통이 잦다.

☐ 몸 여기저기에 통증이 있다.

☐ 간수치가 높거나 황달 증세가 있다.

☐ 구각염, 구내염이 잘 생긴다.

☐ 눈이 침침하고 피로하다.

☐ 얼굴이 누렇거나 칙칙하고 기미가 심하다.

☐ 화농성 여드름이나 뽀루지, 지루성 두피염이 있다.

☐ 고지혈증, 지방간이 있다. 특히 고밀도 콜레스테롤이 높다.

☐ 과식, 폭식, 과음이 잦다.

간청소를 하고 나면 이런 증상이 대부분 좋아집니다. 그런데 이런 증상은 있는데 개선되지 않았다는 분들도 있습니다. 앞에 나열한 모든 증상이 반드시 간에 문제가 있어서 발생하는 것은 아니기 때문입니다. 예를 들어, 만성 가려움증과 발진이 있다면 간해독만의 문제가 아닙니다. 미네랄 결핍, 메마름증, 당독소 축적, 기생충 감염 등이 원인일 수 있습니다. 심한 구치는 치주염이나 위염, 저산증으로 인한 소화불량 때문에 생길 수 있지요. 저산증이 생기는 원인을 다시 들여다보면 수분 부족으로 위액을 충분히 만들어내지 못하거나 점막이 손상됐거나 헬리코박터 파일로리균에 감염되어 있을 수 있어요. 간청소로 위와 같은 증상들이 개선되지 않았다면 간 말고 다른 곳에 문제가 있지는 않은지 살펴보아야 합니다.

고지혈증과 지방간 역시 간청소로 어느 정도 개선되지만 그렇지 않은 경우도 있습니다. 고지혈증과 지방간이 있으면 간 내 담관에 콜레스테롤성 담석이 쌓여 있기 마련입니다. 이런 지방 찌꺼기들을 간청소로 제거해주면 수치와 증상이 일단은 개선됩니다. 하지만 대사가 저하되어 있거나 인슐린저항성이 있다면 콜레스테롤을 계속 많이 만들어내고 간에 지방이 쌓입니다. 간청소로 간에 쌓인 찌꺼기는 청소할 수 있지만, 근본 원인인 대사 저하나 인슐린저항성을 바로잡지 않으면 다시 문제가 발생합니다.

사람마다 병증이 생긴 원인은 제각각입니다. 같은 증상이라도 원인이 한 가지만 있는 것이 아닙니다. 현대인은 서양의학식 대중요법에 길들여져 있습니다. '두통에 먹을 약'을 달라거나 '축농증에 잘 듣는 약'을 달라는 식이지요. 어떤 질환이든 그 질환이 생긴 원인은 사람마다 다르기에 그 원인을 찾아야 궁극적인 개선이 가능합니다. 만성염증이나 만성질환, 중증질환이 있다면 병증이 생긴 그 부분만 보지 말고 몸 전체 시스템이 잘 돌아가는지를 보아야 합니다. 음양의 균형을 맞추고, 기혈순환이 잘되게 하고, 메마름증과 혈허를 개선하면 아무리 중증질환이라도 병이 우리 몸에 머물 곳이 없습니다.

간은 음양의 균형을 맞추고, 기혈순환을 원활히 하고, 호르몬과 자율신경 균형을 유지하는 데 아주 중요한 역할을 하는 장기입니다. 간청소를 만병통치요법으로 여기고 맹신하는 것도 바람직하지 않지만, 간을 회복시켜 우리 몸의 전체 시스템을 바로잡는 데 큰 도움이 되는 것은 틀림없습니다. 많은 분이 올바른 간청소법을 익혀 스스로 건강을 챙길 수 있기를 바랍니다.

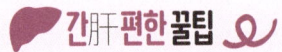

지방간의 주범은 과당이다!

우리 몸에 포도당, 과당, 지방산 등이 과다하게 많으면 간에 중성지방이 쌓여 지방간이 생깁니다. 특히 과당은 에너지원으로 사용되기보다는 대부분 간에서 대사되어 지방을 합성하는 데 쓰입니다. 과당은 지방으로 변환되는 과정이 포도당보다 훨씬 빠르게 일어나므로 지방간 생성에 중요한 역할을 하지요. 반면 포도당은 에너지원으로 우선 사용되고 나머지는 글리코겐으로 저장되며, 과잉의 포도당은 여러 단계를 통해 중성지방으로 전환되므로 그 과정이 더 느리게 진행됩니다.

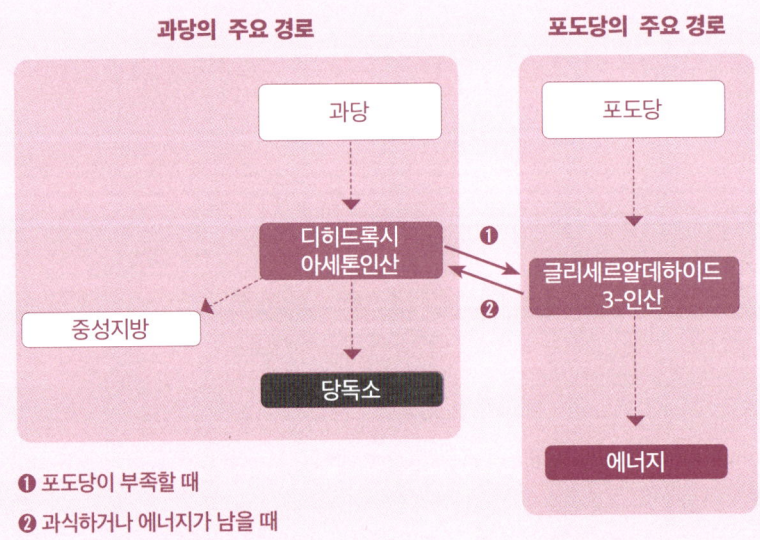

지방간이 생겼다면 가장 첫 번째로 할 일은 과당을 끊는 것입니다. 과당은 과일, 각종 음료수에 많이 들어 있고, 단맛을 내는 감미료로도 많이 쓰여요. 식품을 구입할 때 성분표를 보시면 과당이 들어 있는 제품이 꽤 많습니다. 예를 들어, 김치나 맛술, 샐러드소스, 아이스크림 같은 제품에도 과당이 첨가되어 있지요. 성분표를 확인하고 과당이 들어 있는 식품은 피해야 합니다. 과일을 드시더라도 단 과일보다는 달지 않은 토마토 같은 걸로 바꾸는 게 좋아요. 건강에 좋다며 과일즙을 잔뜩 구매해서 매일 드시는 것도 삼가야 합니다.

과일에 들어 있는 과당은 혈당지수(GI)가 낮아서 좋은 게 아니냐고요? 과당은 포도당과 달리 GI가 낮고 직접적으로 혈당을 올리지는 않아요. 하지만 간에서 중성지방으로 전환돼 인슐린저항성을 높이고 지방간을 생성합니다. 인슐린저항성이 높아지면 포도당이 에너지원으로 잘 사용되지 못해 결국 혈당이 높아지는데, 과당이 이렇게 영향을 미치는 거예요. 이는 과당을 자주 섭취했을 때 바로 나타나는 문제가 아니라서 인지하지 못할 뿐, 장기적으로는 반드시 혈당에 영향을 줍니다.

몸이 말랐는데도 지방간이 있거나 복부에만 살이 찐 분들이 종종 있지요. 그런 분들의 상당수가 과일이 몸에 좋다고 생각하여 매일 또는 매끼 챙겨 먹습니다. 그것도 식후에 말이죠. 이런 잘못된 습관이 중성지방과 콜레스테롤을 증가시키고, 지방간을 만듭니다. 과일을 먹더라도 달지 않은 과일을 먹어야 하고, 식후 바로가 아니라 배가 완전히 꺼진 공복 상태 또는 에너지를 많이 쓴 상태에서 먹어야 합니다. 그래야 과당이 에너지원으로 쓰여 당독소나 중성지방, 콜레스테롤을 만들어내는 것을 줄일 수 있고 지방간 위험도 낮출 수 있습니다.

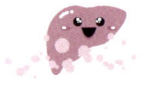

간청소를 하지 말아야 하는 분들

건강에 적신호가 켜지면 가장 먼저 해야 할 일이 간과 장을 회복시키는 일입니다. 많은 병이 간과 장에서 시작됩니다. 80퍼센트 이상의 질환이 장과 간이 회복되면 대부분 좋아집니다. 그런데 이 둘은 떼려야 뗄 수 없는 관계입니다.

독소가 우리 몸에 침입하지 않게 방어하는 것이 장이라면, 장에서 막아주지 못한 독소나 대사과정에서 생기는 독소를 처리하는 것은 간입니다. 장이 얼마나 독소를 방어해주고 간이 얼마나 해독을 잘 해내는지가 우리 몸 전체에 막대한 영향을 미칩니다.

간을 가장 쉽고 빠르게 해독할 수 있는 방법이 바로 간청소입니다. 많은 분이 간청소를 어렵게 생각하지만 해보면 정말 쉽습니다. 간청소를 하는 방법은 쉽지만 모든 분에게 적용할 수 있는 것은 아닙니다. 간청소를 하고 나서 오히려 문제가 생기는 분도 있습니다.

저체중인 분, 기운이 너무 없는 분, 혈허가 심각한 분, 저혈압인 분, 심장질환이 있는 분, 연세가 많은 분, 담석이 너무 큰 분, 담도에 스텐트를 심은 분, 인슐린을 맞고 있는 분, 암 환자, 장폐색이나 과민성대장염, 크론병, 궤양성대장염, 게실염 등 심각한 장 문제가 있는 분, 치질이 심한 분은 간청소를 하면 안 됩니다.

아울러 여성분들은 생리 일주일 전부터 생리 끝날 때까지는 정상적인 생리를 방해할 수 있으므로 그 기간은 피하는 게 좋습니다. 일정한 체액을 항상 유지해야 하는 임산부, 수유부도 하면 안 됩니다. 간영양제나 이담제를 먹었을 때 오른쪽 상복부가 아픈 분들도 하지 마세요.

혈허와 저혈압이 심한 분들은 간청소를 하면 체액이 빠지면서 혈허와 저혈압이 더 심각해질 수 있습니다. 혈허는 몸 전체에 있어야 할 혈액 양이 부족함을 말하는데, 저혈압도 혈허의 증상입니다. 혈허가 있으면 다음과 같은 증상이 생깁니다.

☐ 어지럼증이나 빈혈이 있다.
☐ 두통이 자주 생기거나 두중감이 있다.
☐ 피곤하고 몸이 물에 젖은 듯 무겁다.

☐ 생리혈이 검붉거나 덩어리지고 생리 양이 적다.
☐ 저혈압이나 빈맥(심장박동이 빠른 증상)이 있다.
☐ 생리 기간에 감정의 변화가 크고 우울하고 짜증이 많아진다.
☐ 잠을 깊게 자지 못한다.
☐ 미세혈관이 잘 막혀 손발 끝이 자주 저린다.
☐ 소화가 잘되지 않는다.

이 증상들 중 상당수가 간열이 있을 때의 증상과 겹칩니다. 간열이 생기면 간이 혈을 충분히 저장하지 못해 혈허가 나타나고, 혈이 부족해지면 간열을 식힐 수 없습니다. 서로 영향을 미치고 있어서 단순히 간에만 국한된 증상도, 혈허에만 국한된 증상도 아니란 이야기지요. 이런 증상이 심한 분들은 혈허를 개선한 후에 간청소를 해야 합니다. 심하지 않은 혈허는 소금물, 미네랄액, 조혈제, 실크아미노산 등으로 쉽게 개선할 수 있지만 심한 혈허는 해결이 간단치 않고 각자의 원인을 찾아 개선해야 합니다.

부정맥, 협심증, 심근경색 등 심장질환이 있는 분들이 간청소를 하면 다량의 체액과 전해질이 한꺼번에 빠지면서 심장에 무리를 줄 수 있으므로 간청소를 하면 안 됩니다.

연세가 많은 분들은 대부분 메마름증이 심합니다. 아기가 태어나면 몸의 80퍼센트가 수분으로 이루어져 있고, 태어난 지 한 달이 지나면 70퍼센트 정도의 수분을 보유합니다. 나이가 들수록 점점 수분의 비율이 줄어들고, 죽을 때가 되면 50퍼센트 미만으로 감소합니다. 메마름증이 오래 지속되면 말린 육포처럼 물을 쉽게 흡수하지 못합니다. 육포를 물에 담가놨다고 해서 생고기가 될 수 없는 것처럼, 오랫동안 메마른 상태가 지속되면 다시 물을 잘 흡수할 수 있는 상태로 돌아가기 어렵습니다.

따라서 노인들의 경우 간청소로 미네랄과 체액이 많이 빠져나가면 간청소 후에 소금물이나 미네랄을 먹어도 흡수가 안되어 오히려 문제가 될 수 있습니다. 노인이 아니더라도 병증이 굉장히 오래되고 깊은 분들은 나이에 비해 피부 탄력이 심하게 떨어지고 푸석푸석 건조합니다. 이런 분들도 메마름증이 심각하기 때문에 이를 개선해 피부 탄력과 건조함이 어느 정도 좋아질 때까지 간청소를 해서는 안 됩니다.

담석이 크다면 담관을 막을 수 있기 때문에 간청소를 권하지 않습니다. 담석의 크기가 2센티 이하라면 비교적 안전하게 간청소를 할 수 있는 반면, 3센티 이상의 딱딱한 담석이라면 빠져나오기 어렵습니다. 2센티 정도의 담석이라면 메마름증과 담즙의 흐름이 충분히 개선되도록 레몬수와 미네랄액을 최소 한 달 이상 먹으면서 준비해야 합니다. 절대 조급하게 하지 마세요. 담석의 크기가 2센티가 넘으면 나올 때 통증이 있었다는 분들이 꽤 있거든요.

또 담석이 있다면 반드시 기생충 청소를 먼저 해야 합니다. 담석이 생기는 원인 중 하나가 기생충 감염인데, 이를 그대로 놔두면 담낭암, 담도암으로 발전할 수 있으므로 기생충 청소는 필수입니다. 담도암이 발병하는 주요 원인이 바로 기생충 감염입니다.

담도에 스텐트를 심은 분도 간청소를 해서는 안 됩니다. 스텐트를 심으면 담도가 확장되지 않고, 가는 담도가 확장되지 않으면 간청소 시 담석이 빠져나오기 어렵습니다.

인슐린을 맞는 분도 간청소를 하지 마세요. 간청소를 하는 이틀 정도는 제대로 식사하기가 어려운데, 이런 상태에서 인슐린을 맞으면 저혈당으로 쇼크가 올 수 있어서 간청소를 해서는 안 됩니다. 당뇨약만 드시는 분들은 간청소를 해도 괜찮지만, 이분들도 이틀 정도는 혈당 피크에 급격한 변화가 생길 수 있습니다. 당뇨를 앓은 기간이 비교적 짧다면 간청소가 도움이 되지만, 당뇨가 심해서 혈당 피크 폭이 큰 경우에는 간청소를 권하지 않습니다. 당뇨를 앓은 기간이 짧더라도 저혈당이 자주 생긴다면 케롭 추출물로 인슐린저항성을 어느 정도 개선한 후에 간청소를 하는 것이 바람직합니다.

장폐색이나 과민성대장염, 크론병, 궤양성대장염, 게실염 등 장에 심각한 문제가 있는 분도 간청소를 하면 안 됩니다. 간청소를 하면 담즙, 담석과 함께 간 내 노폐물과 독소들이 한꺼번에 쏟아져 나옵니다. 그렇지 않아도 장에 염증이 심각한 상태인데 이런 독소들이 쏟아져 나오면 염증이 심해질 수 있습니다. 단순히 변비가 있거나 무른 변을 보는 분, 가스로 인한 복부팽만이 있거나 가끔 설사를 하는 분들은 간청소를 해도 괜찮습니다.

치질이 심한 분들도 치질이 더 심해지거나 출혈을 일으킬 수 있으니 주의해야 합니다. 치질은 항문 근처의 정맥에 울혈이 생겨서 발생합니다. 변비 때문에 울혈이 생기기도 하지만, 울혈은 보통 항문으로 많은 열이 빠지거나 열이 빠질 때 압력이 가해져서 생깁니다. 간열이 있어도 열이 항문으로 빠지면서 치질이 생기는 경우가 꽤 있어요. 강한 화기 음식을 즐겨 먹는 분들에게 자주 나타나는 증상이기도 합니다. 강한 화기 음식인 소고기, 닭고기, 양고기, 유제품, 매운 음식, 고구마, 콩류, 단백질보충제, 생강, 계피, 강황, 홍삼, 인삼 등을 끊는 것만으로도 치질 증상이 개선됩니다. 치질이 심각하지 않다면 먼저 식단부터 개선하고 증상이 좋아지면 간청소를 해도 됩니다.

생리 시에는 다량의 혈액이 빠져나가는데 체액까지 동시에 빠지면 심한 어지럼증이 생길 수 있으므로 이 기간에는 간청소를 하지 않는 것이 좋습니다. 체액과 전해질 양을 항상 일정하게 유지해야 하는 임산부는 당연히 간청소를 하면 안 됩니다. 수유부 역시 하루 종일 체액이 모유로 빠져나가기 때문에 피해야 합니다.

간영양제나 이담제를 먹었을 때 오른쪽 윗배가 아픈 분들도 간청소를 하면 안 됩니다. 이런 분들은 대체로 간열과 메마름증이 극심해 담즙이 제대로 분비되지 않습니다. 이 상태에서 다량의 기름을 먹으면 어떻게 되겠어요. 기름을 먹으면 몸에서 담즙을 분비해야 하는데, 담즙 분비는 안 되고, 간을 계속 자극하니 간이 혹사당합니다. 이런 경우에 간청소를 하면 오히려 간수치가 올라갈 수도 있습니다.

간영양제의 성분 중 이담 효과가 있는 것들이 꽤 있습니다. 커큐민, 아티초크, 실리마린, 디히드록시디부틸에테르 Dihydroxydibutylether, 우르소데옥시콜산 Ursodeoxycholic acid 등이 이담제입니다. 이담제는 담즙 분비와 배출을 촉진하는 약제로 소화와 간해독을 돕기 위해 사용합니다. 간 영양제나 이담제를 먹었는데 오히려 간에 통증이 생겼다면 담즙 분비를 자극하는 것조차 간을 힘들게 하기 때문입니다. 간 영양제나 이담제 자체가 문제가 있는 것이 아닙니다. 모두 간에 좋은 성분이지요. 다만 담즙 분비가 힘들 만큼 간열과 메마름증이 심각한 몸 상태인 것입니다. 지금 간수치가 정상이라도 언제든 간수치가 폭증하고 간이나 담낭에 큰 문제가 생길 수 있습니다. 이때는 간 영양제나 이담제를 쓰는 게 먼저가 아닙니다. 기혈 막힘을 뚫어 간열을 빼주고, 담즙이 잘 분비되도록 메마름증을 개선해주는 것이 우선입니다.

또 간 부위에 통증이 심하다면 간에 열과 압력이 가득 차 있거나 담도가 막혀 있기 때문일 수 있습니다. 이런 경우 일단 담도가 막혀 있는지 검사를 받아보세요. 간 영양제를 먹고 통증이 있을 정도로 심각하다면 스스로 개선하기 어려우므로 반드시 전문가의 도움을 받아야 합니다. 잘못된 식단도 바로잡고 영양요법도 세심하게 진행해야 하는데, 혼자 정보를 찾아보며 개선하려다 오히려 더 심각해지는 경우를 자주 봅니다.

간경변이 있는 분들에게도 간청소를 권하지 않습니다. 간경변은 간열과 메마름증이 너무 심해 조직이 푸석푸석한 스펀지처럼 변한 것입니다. 이런 분들은 간열이 심각하지만 간청소로 별 효과를 볼 수 없습니다. 간이 너무 메말라 있어서 간청소주스를 드셔도 담즙을 짜낼 수 없습니다. 오히려 간만 혹사당하고 메마른 조직이 더 바짝 마르는 결과를 가져올 수 있습니다.

　간청소로 건강을 극적으로 개선한 사례가 많지만, 이를 모든 분에게 적용할 수는 없습니다. 뭐든지 내 몸에 맞게 적용할 때 내게 도움이 되는 것입니다. 주변에서 간청소를 한 분들의 극적인 사례만 듣고 진행하지 마세요. 간청소를 할 때에는 간청소에 관해 충분히 공부한 다음 안전하게 진행해야 합니다. 간청소를 하고 부작용이 생겼다면 해서는 안 되는 분이 했거나 주의 사항을 지키지 않았기 때문입니다. 주의 사항을 제대로 지키기만 하면 간청소는 부작용 없는 안전한 간해독법입니다.

4장

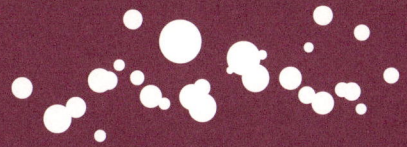

쉽고 빠른 실전 간청소

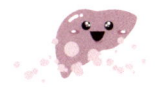

간청소 준비하기

기생충 청소를 한다

간청소 전 기생충 청소를 하는 것이 좋습니다. 특히 다음과 같은 증상이 있다면 기생충 감염이 우려되므로 기생충 액상차를 꼭 드셔야 합니다. 다음 증상이 오래되었고 심하다면 간청소를 뒤로 미루고 증상이 좋아질 때까지 기생충 액상차를 충분히 드세요.

| 내 몸이 보내는 SOS | 기생충 감염이 있을 때 신호

☐ 담석이 있다.
☐ 기운이 없고 땅이 꺼질 듯 몸이 축 까라진다.
☐ 자도 자도 피곤하다.

☐ 오른쪽 윗배나 옆구리 쪽에 통증이 있다.

☐ 설사나 무른 변, 변비, 가스가 잦다.

☐ 피부가 푸석푸석하고 가렵거나 따끔거린다.

☐ 황달이 있거나 얼굴이 누렇다.

☐ 손바닥이 핏기가 없고 하얗거나 누렇다.

☐ 몸이 차고 소화불량이 심하다.

☐ 두통이 잦거나 어지럼증이 있다.

☐ 담낭비후, 담관비후, 담낭염, 담낭암, 담관암, 섬유화된 담관벽이 있다.

☐ 간비대, 간농양, 간경변이 있다.

☐ 급성췌장염이 있다.

☐ 자율신경실조증이 있다.

위의 증상들은 대표적인 혈허 증상이거나 기생충에 감염됐을 때 흔히 나타나는 증상입니다. 혈허를 일으키는 원인은 다양하지만, 혈허 증상이 심각하다면 반드시 기생충 감염을 의심해봐야 합니다. 특히 담석이나 담석통, 담낭이나 담관에 병변이 있다면 기생충에 감염되어 있을 확률이 높아집니다. 한두 가지 증상만 보고 기생충 감염을 판단할 수 없고, 여러 증상들이 복합됐을 때 의심해볼 수 있습니다. 자율신경실조증으로 진단받았던 분들

중에서도 기생충 청소를 하고 회복된 사례가 종종 있습니다.

잦은 설사나 무른 변, 변비는 간열이나 메마름증이 심해 담즙이 분비되지 않을 때, 장점막이 손상됐을 때, 장내균총이 불균형할 때 나타나는 대표적인 증상입니다. 간열이나 메마름증의 원인을 찾아가다 보면 기생충 감염이 원인이 되기도 하지만 이 증상만으로 기생충 감염이 있다고 보기는 어렵습니다. 그런데도 이 증상을 넣어둔 것은 기생충 액상차가 장내 환경을 개선하는 데 도움이 되기 때문입니다. 이런 증상이 있는 분들은 기생충 액상차를 섭취하고 간청소를 하는 것이 바람직합니다.

여느 간청소법에서 신장청소를 언급하지만, 신장은 신장청소차를 며칠 마신다고 금세 좋아지는 장기가 아닙니다. 신장 건강에는 미네랄액과 레몬수를 꾸준히 먹는 것이 훨씬 도움이 됩니다. 신장청소차를 단기간 마시는 것보다 간청소 전에 기생충 액상차를 드시는 것이 몸도 편하고 결과가 더 좋습니다. 요즘 시대에 기생충 감염이 웬 말이냐며 의문을 제기하는 분도 있겠지만, 심각한 혈허가 있는 경우에는 기생충에 감염되어 있을 확률이 상당히 높은 편입니다.

제가 어릴 때만 해도 기생충 감염률이 높았지만 지금은 2~3퍼센트 정도라고 알려져 있습니다. 과거에는 편충이나 회충 감염이 높았던 반면 최근에는 간흡충이나 개회충이 꾸준히 문제가 되고 있고, 기생충 중에서는 간흡충 감염이 80퍼센트로 가장 많습니다. 대부분 약국에서 사 먹는 구충제로 모든 기생충을 박멸할 수 있다고 알고 있지만, 실제로는 몇 가지 기생충(회충, 요충, 십이지장충, 편충, 아메리카 구충, 분선충)에 한해서 효과가 있는 편입니다. 이런 구충제 한 알로 모든 기생충을 제거할 수 있다고 오해하셔서 기생충 감염 증상이 있는데도 이를 놓치는 경우가 많습니다.

요즘에는 대변검사를 거의 하지 않기에 기생충 감염은 건강검진으로는 알 수 없는 경우가 대부분입니다. 대변검사를 하더라도 간흡충은 충란 검출율이 낮아서 미처 발견하지 못할 때가 많습니다. 또 간흡충 충란을 다른 충란과 구별해서 판독할 수 있는 전문 인력이 부족한 탓에 현실적으로 이를 진단하기가 어렵습니다. 담석이나 담석통이 있고 호산구 수치가 급격히 높아지면 기생충 감염을 의심하기는 하지만, 이런 증상이나 수치 변화 없이도 감염된 사례는 많습니다. 그래서 증상으로 의심을 해봐야 하는 것이지요.

물론 이런 증상이 있다고 모두 기생충에 감염된 것은 아닙니다. 하지만 제 경험상 이런 증상이 있는 분들에게 기생충 액상차를 마시게 해보면 30~40퍼센트 정도에서 실제 충란이 쏟아져 나왔고 이후 기생충 감염 증상이 개선되었습니다.

기생충에 감염되어 있다면 간청소를 수백 번 한들, 아무리 좋은 영양제나 식품을 드신들 몸 상태가 좋아지기 어렵습니다. 기생충이 우리 몸에서 기생하는 한, 밑 빠진 독에 물 붓기인 셈이지요. 기생충에 감염된 경우에는 간청소를 하면 할수록 오히려 혈허와 간열이 더 심해지고, 간에 통증이 생기기도 합니다. 간청소를 하지 않더라도 기생충 감염이 의심되는 증상이 있다면 기생충 청소를 반드시 하세요.

간청소를 처음 하는 경우에는 기생충 청소를 10일 이상 하는 것이 좋습니다. 기생충 액상차가 단순히 기생충 청소뿐 아니라 혈허와 장내 환경을 개선하는 작용도 하기에 기생충 액상차를 먼저 섭취한 후에 간청소를 하면 간청소 중에 생길 수 있는 부글거림, 복통, 가스, 복부팽만을 줄일 수 있습니다. 첫 번째 간청소 시에는 준비 과정에서 기생충 액상차가 필요하고, 그 이후에는 생략해도 됩니다.

약국에는 기생충 액상차로 나온 제품들이 몇 가지 있지만, 저는 약재를 끓여 증류한 액상차를 사용합니다. 증류 과정을 거치면 약재의 부작용과 독성을 최소화할 수 있기 때문입니다. 간 건강의 중요성을 누구보다 잘 아는 약사로서, 제품을 선택할 때 효과도 고려하지만 간에 부담이 적은지를 매우 중요하게 생각합니다. 증류를 해서 맑은 물처럼 보이지만 효과는 뛰어난 편입니다.

기생충에 감염되었다면 기생충 액상차를 마신 후 다음과 같은 반응이 나타나곤 합니다.

- ☐ 기생충 감염 증상이 개선된다.
- ☐ 울렁거림, 구토, 두통, 어지러움, 가려움증, 두드러기, 발진, 설사, 몸살, 까라짐, 피곤 등의 반응이 나타난다.
- ☐ 대변으로 흰색, 황색, 갈색, 검정색 등 다양한 색깔의 참외씨나 깨같이 생긴 충란이 배출된다.

이는 기생충이 사멸하는 과정에서 나타나는 반응으로, 일종의 면역반응이라고 볼 수 있습니다. 이런 반응은 대개 2~3일 안에 사라지지만 길게는 일주일 정도 지속되기도 합니다. 길게 지속된다면 감염 기간이 그만큼 길었음을 의미합니다. 또 항상 그런 것은 아니지만 이런 반응이 나타나고 보통 2~3일 내에 변에서 충란이 쏟아져 나오는 것을 확인할 수 있습니다. 기생충 액상차를 마시는 기간에는 반드시 대변을 확인해 충란이 보이는지 살펴보세요.

반응이 없어질 때까지, 충란이 나오지 않을 때까지 기생충 액상차를 중단하지 않고 마셔야 합니다. 액상차를 섭취하는 기간은 기본 10일이지만, 충란이 쏟아져 나올 때에는 좀 더 길게 드세요. 섭취 기간은 기생충 종류나 감염 기간, 혈허의 정도에 따라 달라질 수 있습니다. 충란이 나오다가 며칠 건너뛰고 나오기도 하므로 5일 이상 나오지 않을 때까지 확인해야 합니다.

미네랄액을 꼭 마신다

간청소를 하려는 분들은 대개 만성피로가 있거나 소화가 잘되지 않고, 간열 증상이 함께 나타나는 경우가 많아요. 간열이 있는 분들은 기본적으로 간이 메마른 상태입니다. 간청소에 성공하려면 담즙이 폭포처럼 쏟아져 나와야 하는데, 간에 수분이 부족하면 담즙 폭포를 만들 수 없습니다. 메마른 조직을 가장 효과적으로 개선하는 것이 바로 미네랄액이고, 그중에서도 칼슘이 핵심적인 역할을 합니다. 그렇다면 미네랄이 어떻게 메마름증을 개선하는 걸까요?

우리 몸은 세포, 세포외기질Extracellular matrix, ECM, 혈액, 체액, 호르몬 등으로 이루어져 있습니다. 세포외기질이란 세포들이 존재하는 공간입니다. 세포를 제거해도 그 형태는 그대로 유지되는

데, 그 형태를 구성하는 것이 바로 세포외기질입니다. 세포는 세포외기질을 통해 물과 영양분을 공급받기 때문에 세포외기질에 물이 부족하면 세포탈수가 생깁니다. 세포탈수가 생기면 세포의 모든 기능이 저하되지요. 세포가 제 기능을 하는 데 물이 아주 중요한 역할을 합니다. 세포탈수가 노화의 핵심 원인이라고 주장하는 학자가 있을 만큼 세포탈수는 세포 기능과 노화에 매우 큰 영향을 미칩니다.

세포외기질은 뼈를 제외하고 칼슘이 가장 많이 저장된 곳입니다. 칼슘은 세포외기질에서 물질 사이를 이어주는 가교 역할을 하여 젤Gel 상태를 잘 유지시켜 줍니다. 세포외기질에서 칼슘이 부족해지면 견고하고 탄력 있는 젤 상태가 무너져 액체 상태인 졸Sol 상태로 변합니다. 젤은 다공성 구조로 이루어져 있어서 수분 입자가 쉽게 통과하고 수분 흡수 능력이 뛰어나 비교적 많은 수분을 보유하고 있습니다. 그런데 칼슘이 부족해지거나 열이 가해지면 젤 상태의 탄탄함을 잃고 졸 상태가 되고, 졸 상태가 되면 다공성 구조 안에 있던 수분이 다 흘러나오면서 액체 상태가 됩니다. 즉 젤 상태가 되어야 다공성 구조를 유지해 수분을 보유할 수 있는데, 칼슘이 바로 다공성 구조를 유지시키는 역할을 하는 거예요. 칼슘이 결핍되면 세포외기질에 수분을 저장하지 못하고 다 빠져나갑니다.

간열이 심한 분들은 피부가 탄력이 없고 축 처지고 푸석푸석합니다. 간열이 생겨 열이 위로 뜨면 얼굴에 수분도 부족해지지만 탄력 있고 쫀쫀한 젤 상태를 유지하기 어렵습니다.

저희 아들이 어릴 때 탱글탱글하고 쫀쫀한 젤 상태의 장난감인 슬라임을 가지고 자주 놀았습니다. 어린 아이들이 젤과 졸이 뭔지 어떻게 알겠어요. 젤 상태로 가지고 놀다가 액체로 변한 걸 보고 제가 "이거 왜 변했게?" 하고 물어보니 "엄마는 그것도 몰라. 이게 따뜻한 곳에 있으면 액체가 돼."라고 말하더라고요. 졸과 젤도 모르는 아이가 이렇게 말하는 게 신기해서 "그걸 어떻게 알았어?" 했더니, "해보면 알지. 경험으로 알았지." 하더라고요. 실생활에서 아이들은 이미 이걸 경험으로 아는 거예요. 젤 상태에서는 물을 머금어 탄력을 유지하지만, 온도가 높아져 졸 상태가 되면 물을 머금지 못하고 쏟아내 액체로 변해버린다는 것을 말이죠.

쫀쫀하고 촉촉하고 탄력 있는 피부를 만들려면 화장품만 바꿔서는 안 됩니다. 간열을 개선해 열이 위로 뜨지 않도록 하고 칼슘을 보충해야 촉촉하고 탄력 있는 젤 상태를 유지할 수 있습니다.

세포외기질에서 칼슘은 쫀쫀함과 탱글탱글함을 유지해 수분을 담아두는 그릇과 같은 역할을 합니다. 칼슘이 부족해지면 이 그릇의 형태가 무너지면서 수분을 담아둘 수 없게 됩니다. 그러면 피부는 수분 보유량이 감소해 건조해집니다. 이건 단순히 피부에만 국한된 문제가 아닙니다. 세포외기질은 세포가 있는 곳에는 어디든 있어요. 즉 칼슘이 우리 몸 어디에나 필요하고 세포외기질을 탄력 있고 촉촉하게 만든다는 말입니다. 수분을 충분히 보유할 수 있는 그릇 형태를 유지하게 함으로써 말이지요. 세포외기질에서 수분을 충분히 확보해야 세포탈수가 생기지 않고, 세포도 물이 충분해져 일을 잘하게 됩니다.

간열을 개선하는 데에는 미네랄, 그중에서도 칼슘이 꼭 필요합니다. 그 이유는 네 가지로 정리할 수 있습니다.

첫째, 간이 수분을 충분히 유지할 수 있도록 도와주기 때문입니다. 간에 충분한 물이 있으면 열이 발생할 이유도 없고, 설령 열이 나더라도 식히기가 쉽습니다.

둘째, 간세포의 기능을 개선해 간에 과부하가 걸리지 않도록 도와줍니다. 간열은 간 기능이 저하되어 간에 과부하가 걸려서 생기는 것입니다. 칼슘은 간세포의 에너지대사를 개선하고, 수분 유지에 도움을 줌으로써 간세포의 기능을 향상시킵니다.

셋째, 적절한 칼슘 농도는 신경을 안정시켜 신경과민, 불안, 근육경련을 막아주며 교감신경의 과도한 활성화를 방지합니다. 교감신경이 지나치게 활성화되면 열을 발생시켜 몸을 메마르게 하므로, 이를 예방하는 데에도 칼슘이 꼭 필요합니다.

넷째, 각종 미네랄은 합성, 분해, 해독 등 대사과정에서 조효소로 작용하여 세포 기능을 향상시킵니다. 간열은 단순히 열만 뺀다고 쉽게 개선되지 않습니다. 물론 열을 빼는 것이 일시적으로 도움이 될 수 있지만, 수분이 충분하고 세포의 기능이 향상되어야 궁극적으로 간이 좋아집니다. 그리고 그 중심 역할을 하는 것이 바로 미네랄입니다.

이런 이유로 간열 증상이 있는 분들에게는 미네랄액이 반드시 필요합니다. 간청소를 준비하는 분들도 담즙 폭포를 만들어야 하므로 준비 과정부터 꾸준히 체액 보충을 위해 미네랄액을 챙겨 먹는 것이 좋습니다. 미네랄액을 며칠 먹었다고 바로 결핍이 채워지거나 촉촉해지지는 않습니다. 최소 한 달 이상 드시는 것이 좋고, 메마름증이 심한 분들은 몇 달 꾸준히 드셔야 합니다.

다음과 같은 증상이 있으면 미네랄 결핍이 있다는 신호입니다. 해당하는 증상이 많을수록 미네랄 결핍이 심각함을 의미합니다. 미네랄 결핍이 있는지 증상으로 체크해보세요.

| 내 몸이 보내는 SOS | 미네랄 결핍이 있을 때 신호

- ☐ 피부가 탄력이 없고 늘어져 나이 들어 보인다.
- ☐ 피부가 건조하고 푸석푸석하다.
- ☐ 머리카락이 힘이 없고 많이 빠진다.
- ☐ 심장이 두근거리거나 숨 쉬기 답답하다.
- ☐ 심박수가 불규칙하다.
- ☐ 이가 시리거나 잇몸이 약하고 치주염이 자주 생긴다.
- ☐ 골다공증이 있거나 골감소증이 있다.
- ☐ 근육경련이 있거나 손발 저림이 잦다.
- ☐ 신경이 예민하고 불안하거나 초조하다.
- ☐ 동맥경화나 결석이 있다.
- ☐ 조직 여기저기에 석회화된 곳이 있다.
- ☐ 소변이 자주 마렵고 시원하게 누지 못한다.
- ☐ 발진이나 가려움증, 두드러기가 자주 생긴다.

소금물을 마신다

미네랄액이 수분을 담는 그릇을 만든다면, 소금물은 채액을 늘려 수분을 공급하는 역할을 합니다. 소금에도 미네랄이 들어 있기는 하지만, 미네랄 결핍을 채우기에는 너무나도 부족한 양입니다. 미네랄액과 소금물은 각각 다른 역할을 하므로 메마름증을 개선하려면 둘 다 필요합니다. 하지만 미네랄 결핍이 심각하다면 소금물은 나중으로 미루고 미네랄을 우선 채워줘야 합니다. 소금물을 마시면 체액이 늘어나므로 메마름증에 도움이 되지만, 세포외기질에 저장된 칼슘이 부족하면 문제가 생깁니다.

우리 몸은 미네랄의 비율을 일정하게 유지해야 균형을 유지할 수 있습니다. 칼슘은 결핍된 상태인데 소금물을 많이 마셔서 나트륨 농도가 갑자기 올라가면 우리 몸은 뼈에서 칼슘을 빼내서 균형을 맞추려고 합니다. 따라서 칼슘 결핍이 심각하다면 소금물을 마시는 것보다 세포외기질에 칼슘이 충분히 저장되도록 하는 것이 먼저입니다. 그래야 부작용 없이 소금물을 마실 수 있습니다.

소금물을 마신 후 혈압이 오르거나 심장이 두근거리는 증상이 나타나는 분들이 종종 있습니다. 이런 증상은 주로 칼슘 결핍이 있거나 심장에 열이 넘치기 때문입니다. 심열이 있으면 손에 질환이 생기거나, 가슴 두근거림, 가슴 답답함, 호흡곤란, 공황장애, 불안장애, 협심증, 부정맥 등이 나타나곤 합니다. 이때는 칼슘, 밀배아 추출물, 코엔자임큐텐을 꾸준히 섭취하면 심장의 기능이 향상되어 심열 증상이 개선됩니다. 이렇게 몇 달 드시면 소금물을 마시더라도 혈압이 급격히 높아지지 않습니다.

다만 메마름증이 있다면 평상시 싱겁게 먹지 말고 국물 요리도 먹어서 나트륨을 적절히 섭취해야 합니다. 미네랄 결핍 증상이 없다면 소금물과 미네랄액을 1~2시간 이상 간격을 두고 마시면서 간청소를 준비하면 됩니다. 미네랄 결핍 증상이 심하다면 소금물은 따로 마시지 말고 미네랄액만 챙겨 드세요.

소금은 죽염, 천일염, 히말라야핑크솔트, 해양심층수 소금 모두 괜찮습니다. 그런데 열이 위로 많이 뜨는 분은 죽염은 피하는 게 좋습니다. 원래 소금은 따뜻한 성질이 있는데, 열을 많이 가할수록 소금의 따뜻한 성질이 더 강해집니다. 따라서 죽염처럼 여러 번 구운 소금일수록 열이 위로 뜨거나 열이 많은 분에게는 더 큰 불편을 야기합니다. 소금물의 양은 개인에 따라 달리해야 하므로 몸을 관찰하면서 내 몸에 맞게 드셔야 합니다. 소금물에 레몬즙을 적당히 섞어서 마셔도 좋습니다. 소금물을 마실 수 없는 분이라면 레몬수와 미네랄액만 드시면 됩니다.

| 이건 꼭 알아두세요! | 이런 분들은 소금물을 드시지 마세요!

☐ 부정맥, 협심증, 심근경색 등 심장에 질환이 있다.

- ☐ 가슴이 두근거리거나 숨 쉬기 답답할 때가 잦다.
- ☐ 골다공증이나 골감소증이 있다.
- ☐ 이가 시리거나 잇몸에 자주 염증이 생긴다.
- ☐ 소금물을 마시면 혈압이 높아진다.
- ☐ 소금물을 마시면 부종이 심해진다. 특히 얼굴 부종이 심해진다.
- ☐ 손가락이나 팔목이 자주 붓거나 아프다.
- ☐ 손에 땀이 많이 난다.
- ☐ 물살이 많고 물만 마셔도 살찐다.

레몬수를 희석해 마신다

레몬수는 담즙의 흐름을 개선하고 간세포를 보호하며 간해독을 돕습니다. 간청소 준비 기간이 아니더라도 해독과 염증, 두드러기와 가려움에도 도움이 되니 꾸준히 마시면 좋습니다. 간청소는 일회성으로 끝나지 않고 처음 시작하면 한 달에 한 번씩 5~8회를 하는 게 좋으니 그 기간만이라도 꾸준히 드세요. 열증이 심각한 분들은 레몬수를 진하게 마시면 열이 더 떠서 불편할 수도 있습니다. 그런 분들은 천연발효 토마토식초를 희석해 연하게 드시거나 미네랄액만 드셔도 좋습니다.

사과주스 대신 간청소준비차를 마신다

많은 분이 간청소를 준비할 때 사과주스를 이용합니다. 하지만 저는 사과주스를 추천하지 않습니다. 준비 기간에 매일 1리터씩 100퍼센트 착즙 사과주스를 마시면 얼마나 많은 과당을 섭취하겠어요. 과당은 많은 문제를 일으킵니다. 과당은 포도당보다 몇 배 빠르게 당독소와 중성지방, 콜레스테롤을 만들고, 인슐린 저항성을 일으킵니다. 특히 한번 조직에 달라붙은 당독소는 간청소를 한다고 제거되지 않습니다. 생성되지 않게 하는 것이 중요하지요. 간청소 준비 기간에 사과주스를 먹는 건 당독소와 중성지방, 콜레스테롤을 잔뜩 만들어놓고 이걸 다시 제거하려고 하는 것이나 마찬가지입니다. 아직도 많은 분이 과당의 무서움을 제대로 모르시는 것 같아서 사례 하나를 들려드릴게요.

50대 초반 남성이 상담을 오셨는데, 근육도 꽤 있는 건장한 분이시더라고요. 근력운동도 하루 2~3시간씩 하고 탄수화물도 많이 먹지 않는다고 하셨습니다. 운동으로 나름 관리를 열심히 하고 식단에도 큰 문제가 없어 보였어요. 그런데도 중성지방 수치가 400mg/dL가 넘고, 저밀도 콜레스테롤LDL-chol 수치도 250mg/dL 이상으로 높았습니다. 고지혈증약을 두 종류나 처방받아 드시는데도 수치가 너무 높다며 걱정하셨어요. 식단이나 운동에 매우 신경을 쓰는데도 수치가 떨어지지 않는다고 말이죠.

자세히 여쭤보니 이분에게 두 가지 문제가 있었습니다. 장시간 운전을 하는 분이라서 졸음을 쫓으려고 피로회복 음료를 하루 두 병 정도 마셨어요. 또 포도를 아주 좋아했습니다. 약국이든 마트든 시중에서 판매하는 음료수에는 액상과당이 대부분 들어 있어요. 그래서 이분에게는 20일간 단식모방식단으로 해독요법을 진행해드렸고, 포도 같은 단 과일과 음료수를 끊게 했어요. 그 결과, 20일 만에 중성지방과 콜레스테롤 수치를 정상으로 회복할 수 있었습니다. 콜레스테롤약을 드시면서도 중성지방과 저밀도 콜레스테롤 수치가 비정상적으로 높았던 것은 잘못된 식습관, 바로 과당 때문이었습니다.

사과주스는 당독소나 중성지방, 콜레스테롤 문제 말고도 또 다른 문제를 일으킵니다. 혈당을 급격히 올리기도 하고 속쓰림을 일으키기도 하며, 치아의 에나멜층을 손상시키고 염증반응을 유발하기도 합니다. 당뇨 환자나 당뇨로 진단받지 않았더라도 혈당의 진폭이 큰 분, 저혈당 증상이 있는 분, 진균 감염이나 세균 감염이 있는 분, 위궤양이나 위염이 있는 분, 만성염증이 있는 분에게는 특히 문제가 될 수 있습니다.

이런 이유로 간청소 준비 과정에서 사과주스를 일주일씩 마시는 건 좋은 방법이 아닙니다. 그래서 저는 사과주스 대신 담도 확장을 돕고 담도를 청소해주는 간청소준비차를 사용합니다. 간청소준비차는 최소 5일을 드셔야 하고, 담석이 있다면 10일을 드시는 것이 좋습니다. 마지막 드시는 날에 간청소를 진행하면 됩니다. 간청소는 몸이 더 좋아지기 위해 하는 것입니다. 건강에 도움이 되는 올바른 방법으로 진행해야 좋은 결과로 이어집니다.

간청소준비차는 어디에서 구입할 수 있나요?

제가 간청소준비차로 이용하는 액상차는 어혈과 노폐물을 제거해 혈액순환과 담즙 흐름을 개선시키는 제품으로, 약국에서 구입하실 수 있습니다. 다만 모든 약국에서 판매하는 것은 아니므로 구입처나 제품에 대한 더 자세한 정보를 알고 싶으신 분은 네이버 블로그 **'호기심약사'**에서 '간청소준비차'를 검색해주세요.

준비 기간에 식단은 다음과 같이 하자

준비 기간과 간청소 당일에는 물과 음식을 모두 따뜻하게 드셔야 합니다. 차가운 음식이나 물을 드시면 혈관이 수축되어 간에 충분한 혈액이 가지 않습니다. 간청소 성공 여부는 담즙을 넉넉히 저장해 간청소 당일에 담즙 폭포를 만들어내는 데 있습니다. 혈액순환이 잘되어야 담즙 폭포도 만들어낼 수 있습니다.

커피나 차는 이뇨작용을 해서 메마름증을 유발하므로 간청소 준비 기간부터 간청소가 끝날 때까지는 드시면 안 됩니다. 준비 기간에는 되도록 물과 소금물, 미네랄액, 레몬수를 제외한 다른 음료수는 드시지 않는 게 좋습니다.

또 육류, 유제품 등의 동물성 식품과 지방이 많은 식품은 드시지 마세요. 이런 식품들은 담즙을 소모시킴으로써 담즙을 충분히 저장하는 데 방해가 됩니다. 준비 기간에는 샐러드, 채소, 콩, 두부, 과일, 나물류, 한식으로 가볍게 식사를 하는 게 좋습니다. 된장국에 밥을 드시거나 미역국에 밥을 드셔도 괜찮습니다. 과식이 아닌 소식을 하시고, 오일류나 동물성 식품을 피하시면 됩니다. 식물성 단백질은 드셔도 되지만 많이 드시지는 마세요.

간청소 당일에는 어떤 약도 먹어서는 안 됩니다. 간청소 시 자몽주스를 마시기 때문에 약물의 혈중농도를 높여 부작용이 증가할 수도 있고, 간청소 중 약물이 간에서 어떻게 대사될지 알 수 없으므로 반드시 끊어야 합니다. 따라서 지병이 깊거나 약물을 끊을 수 없을 정도로 건강이 좋지 않은 분들은 간청소를 하면 안 됩니다.

예를 들어 심장질환이 있거나 당뇨가 심한 분, 암 환자, 저혈압, 저체중, 몸이 너무 약한 분, 까라짐이 심한 분, 혈압이 아주 높아서 혈압약을 끊을 수 없는 분, 과민성대장증후군, 크론병, 궤양성대장염, 심각한 변비, 평상시 심한 설사, 치질 등 장에 심각한 문제가 있는 분들도 간청소를 하지 마세요.

오메가3, 기름이 들어 있는 성분의 영양제나 지용성 영양제, 이담제는 간청소 준비 기간부터 끊어야 합니다. 이외의 영양제는 준비 기간에는 드셔도 되지만 이 또한 간청소 당일에는 끊어야 합니다.

간청소 준비 기간은 담즙을 충분히 저장하고, 간이 촉촉해지도록 몸을 바꿔나가는 기간입니다. 간청소 시에 담즙이 폭포처럼 쏟아져 나와야 담석도, 콜레스테롤 찌꺼기도 밀어낼 수 있습니다. 준비 기간을 어떻게 보내느냐에 간청소 성공 여부가 달려 있습니다. 준비 잘하셔서 꼭 간청소에 성공하시기 바랍니다.

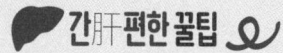

귀신보다 무서운 당독소 이야기

당독소의 정식 명칭은 '최종당화산물(Advanced Glycation End Products, AGEs)'입니다. 그런데 이 용어가 어렵다 보니 당독소라는 쉬운 단어로 많이 쓰이죠. 당독소는 당이 단백질이나 지질에 결합해서 생성돼요. 포도당이나 과당이 직접 단백질에 붙거나, 포도당이나 과당이 대사되어 메틸글리옥살(methylglyoxal, MGO)로 변환되어 붙기도 합니다.

과당은 포도당보다 더 빠르게 단백질에 붙고, 당독소의 전구체인 MGO도 더 많이 만들어냅니다. MGO는 반응성이 매우 커서 단백질과 강하게 결합하고, 한번 붙으면 잘 떨어지지 않습니다.

이게 왜 문제가 되냐면, 단백질에 당이나 MGO가 달라붙으면 딱딱해지고 변형되어 본래의 역할을 제대로 못하기 때문입니다. 예를 들어, 당독소는 콜라겐 같은 물질에 잘 달라붙는데, 콜라겐이 우리 몸 여기저기 없는 데가 없거든요. 피부, 뼈, 관절, 연골, 근육, 인대, 혈관, 안구 등 어디든 존재합니다. 피부에 MGO가 달라붙으면 피부 탄력이 떨어지고, 안구에 달라붙으면 백내장이 되며, 혈관에 달라붙으면 동맥경화가 되고, 근육이나 인대에 달라붙으면 쉽게 파열됩니다.

포도당이나 과당, MGO가 달라붙어 최종당화산물이 되면 조직이 손상되고 염증 반응이 폭발합니다. 또 노화를 촉진하며, 산화스트레스를 크게 증가시키지요. 당독소는 신장질환, 당뇨합병증, 심혈관질환 등의 만성질환을 유발한다고 알려져 있고, 최근에는 치매나 파킨슨을 촉발하는 원인 물질로 의심받고 있기도 해요.

여기서 강조하고 싶은 점은 이런 무서운 당독소를 만드는 데 과당이 큰 역할을 한다는 거예요. 과당은 포도당보다 훨씬 빨리, 그리고 많이 당독소를 생성합니다. 당독소가 되고 나면 다시 떼내기 어렵고 체내에 축적됩니다. 그래서 최대한 생성되지 않도록 하는 게 중요합니다.

그러니 식후에 달달한 과일을 먹거나 액상과당이 들어 있는 커피 또는 음료수를 마시는 습관은 반드시 바꿔야 합니다. 또 간청소 준비 기간에 사과주스나 다른 주스로 간청소를 하는 것도 좋지 않습니다. 제가 왜 준비 기간에 사과주스 섭취를 반대하는지 이제 아시겠죠?

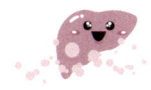

누구나 쉽게 하는 간청소 방법

1. 기생충 청소를 10일간 하세요. 변을 관찰해서 혹시라도 충란이 쏟아져 나온다면 충란이 나오지 않을 때까지 기생충 액상차를 드시고 간청소는 미루는 게 좋습니다. 기생충 청소 기간부터 레몬수와 미네랄액, 소금물을 챙겨 드세요. 물론 평상시 꾸준히 챙겨 드시면 더 좋겠죠.

2. 간청소준비차를 5일간 드세요. 담석이 있는 분은 10일간 드시는 것이 좋습니다. 간청소준비차를 5일간 드시는 분은 5일째, 10일간 드시는 분은 10일째 되는 날 오전 중에 2포를 드시고 오후부터 간청소를 진행하면 됩니다.

**3. 간청소 당일 아침 식사는 간단하게 죽이나 샐러드, 과일 약

간 정도로만 가볍게 드시면 됩니다. 이때 과일은 키위가 좋습니다. 키위는 음식물이 막히지 않고 잘 내려가도록 돕는 작용을 하여 간청소 시 울렁거림이나 구토를 줄여줍니다. 샐러드를 드실 때 오일이나 아보카도, 견과류, 버터는 드시면 안 됩니다.

4. 간청소 당일 점심은 샐러드나 약간의 과일 정도로만 가볍게 드시면 됩니다. 이때도 과일은 키위로 드세요.

5. 오후 1시 30분 이후로는 어떤 음식도 드시면 안 됩니다. 단, 따뜻한 물은 충분히 드세요. 이날 물은 소금물과 레몬수, 미네랄액으로 마시는 게 좋습니다.

6. 이제부터 본격적으로 간청소를 할 시간입니다. 먼저 준비물을 알려드릴게요.

준비물은 마그밀 40정, 자몽즙 180ml, 올리브유 120ml면 됩니다. 간청소를 1차, 2차 연이어 진행한다면 자몽즙 360ml, 올리브유 240ml가 필요합니다. 또 마그네슘물을 만들 때 물 대신 자몽즙에 섞어 드시려면 자몽즙 1,080ml를 준비해야 합니다. 마그밀은 구연산마그네슘 파우더 60g으로 대체해도 됩니다. 엡섬솔

트는 황산마그네슘이 주성분으로 굉장히 쓰고 역해서 먹기 힘들기에 추천하지 않습니다. 셋 중에 마그밀이 가장 먹기가 수월하고 잘 녹습니다.

구연산마그네슘은 담관과 장의 평활근을 이완시켜 담석이 잘 배출되게 돕는 역할을 하는데, 한국에서 팔지 않기 때문에 직구를 해야 합니다. 그래서 여러분이 약국에서 쉽게 구할 수 있는 수산화마그네슘인 마그밀을 추천합니다. 구연산마그네슘으로 간청소를 할 때와 비슷한 효과를 볼 수 있습니다. 다만 담석의 크기가 2센티 이상으로 큰 경우에는 구연산마그네슘 파우더를 사용하는 것이 더 낫습니다. 수산화마그네슘인 마그밀보다 구연산마그네슘이 더 잘 흡수되기에 담도를 확장하는 데 더 용이하기 때문이죠. 담도가 잘 확장되어야 혹시라도 있을 통증을 줄일 수 있습니다.

• 오후 4시

장청소액을 마시거나 관장을 하세요. 관장은 커피관장보다는 생리식염수관장을 추천합니다. 커피는 이뇨작용이 있기 때문에 체액을 마르게 합니다. 생리식염수관장은 생리식염수와 따뜻한 물을 6:4로 섞어 체온 정도의 미온수로 관장하는 것입니다. 이때 생리식염수는 보존제가 들어 있지 않은 제품으로 구입해야 합니다.

- **오후 6시**

처음 시작하는 시간은 약간씩 조정해도 괜찮습니다. 처음 시작 시간에서 2시간 간격으로 진행하면 됩니다.

마그밀 40정을 준비해주세요. 구연산마그네슘 파우더가 있다면 60g을 준비해주세요. 마그밀을 컵에 전부 넣고 물 720ml를 부어 녹이세요. 이걸 한꺼번에 타놓고 1/4씩 마시면 됩니다. 이 물을 편의상 마그네슘물이라고 할게요. 마그네슘물이 넘기기 어렵다면 물 대신 자몽즙 720ml에 섞어서 마시면 좀 더 수월하게 마실 수 있습니다. 저는 그냥 먹기가 힘들어서 대부분 자몽즙에 마그밀을 녹여서 마시곤 했습니다. 마그네슘물을 총 4번 마셔야 하기 때문에 마그밀 40정이 필요하지요. 1회 기준으로는 마그밀 10정이 필요합니다. 물 180ml에 마그밀을 10정씩 녹여서 그때마다 만들어 드셔도 됩니다.

- **오후 8시**

첫 번째 마그네슘물을 마시고 2시간 후에 두 번째 마그네슘물을 마시면 됩니다. 마그네슘물은 담도를 확장하는 것뿐만 아니라 장을 비우는 역할을 해요. 장을 비우는 목적은 올리브유자몽주스를 마셨을 때 구역감과 구토를 줄이고 담석이 원활하게 배출되도록 하기 위해서입니다. 즉 마그네슘물은 장을 비워 올리브유자몽주스가 잘 내려가도록 돕고, 담즙과 함께 배출된 담석, 노폐물, 독성물질을 빠르게 밖으로 내보내는 중요한 역할을 합니다.

자몽을 씻어 껍질을 벗기고 녹즙기에 짜서 자몽즙 180ml를 만들어주세요. 이 과정이 번거로운 분은 인터넷이나 마트에서 착즙 자몽주스를 구입해두세요. 단, 정제수가 섞이지 않은 100퍼센트 착즙 자몽주스를 사용해야 합니다. 자몽즙은 10시 이전에 미리 준비해두세요. 자몽주스 대신 오렌지주스나 감귤주스를 사용해도 괜찮습니다. 자몽, 오렌지, 감귤주스는 간청소 시 담즙 분비를 촉진하기 위해 사용합니다.

- **오후 10시**

두 번째 마그네슘물을 드시고 2시간이 지났죠. 지금부터 본격적인 간청소가 시작되는데, 이제부터가 중요합니다. 담즙 폭포를 생성해줄 간청소주스를 만들 시간입니다. 자몽즙 180ml와 올리브유 120ml를 20회 정도 흔들어 잘 섞어서 간청소주스를 만들어주세요. 두 번째 마그네슘물을 드시고 2시간 후에 진행하는 것이 좋지만 설사를 하거나 화장실에 다녀오고 싶다면 간청소 주스를 마신 후에는 움직일 수 없으니 미리 다녀오시고 시간을 10~15분 늦추어도 됩니다.

올리브유자몽주스를 침대 옆에 서서 한꺼번에 드세요. 다량의 기름을 마셔야 하므로 마시기 힘들다면 빨대로 드시면 좀 더 잘 넘어갑니다. 예민한 분들이 아니라면 쉽게 잘 드실 수 있습니다. 먹는 데 5분을 넘기지 마시고 한꺼번에 드시고, 재빨리 침대에 누우세요. 먹자마자 침대에 누워서 움직이지 않는 게 중요합니다.

베개를 두 개 정도 포개서 머리를 높이고 등을 바닥에 대고 누우면 됩니다. 이 상태로 말을 하거나 움직이지 마세요. 최소 20~30분 정도는 움직이지 말고 명상하듯 편안하게 누워 있는 것이 좋습니다. 간청소주스를 드시고 되도록 2시간 이상 편안히 누워 있거나 자는 것이 좋습니다. 이렇게 하는 이유는 우리 몸이 다른 곳에 에너지를 쓰지 않고 담낭과 간에 집중해 담즙 폭포를 만들어내기 위해서입니다. 담즙 폭포가 잘 만들어져야 간과 담낭에 있는 담석을 잘 밀고 나올 수 있습니다.

딱딱하거나 큰 담석이 움직일 때는 통증이 느껴지기도 하는데, 내 몸에서 지금 담석이 잘 나오고 있구나 생각하고 긴장을 풀어주세요. 통증이 있다면 딱딱하고 큰 담석이 나오는 경우가 많습니다. 이런 통증이 느껴질 때에는 호흡을 길게 하고 몸을 이완하면서 편안히 과정을 즐기면 됩니다. 혹시라도 통증이 길어지거나 강도가 심할 때에는 그 부위에 따뜻한 찜질팩을 올리면 통증을 줄일 수 있습니다.

20~30분이 지나면 베개를 한 개 빼고 똑바로 주무세요. 하지만 절대 배를 바닥에 대고 엎드려서 주무시면 안 됩니다. 다음 날 아침까지 쭉 자면 좋지만 화장실에 가야겠으면 갔다 오셔도 됩니다. 화장실에 다녀올 때마다 담석 배출 유무를 확인해보세요. 대개는 다음 날 오전부터 쏟아지지만 오후 늦게 쏟아지는 경우도 있으니 편안하게 기다리면 됩니다.

• 다음 날 오전 6시

자리에서 일어나면 입이 말라 있을 테니 따뜻한 물을 한잔 드시면 좋습니다. 10분쯤 후에 어제 만들어놓은 마그네슘물을 한 번 더 드세요. 조금 늦게 일어나도 상관없어요. 2시간 간격으로 진행하면 됩니다.

• 오전 8시

6시에 마그네슘물을 마시고 2시간이 지났습니다. 이제 마지막 마그네슘물을 드시면 됩니다.

　이것으로 간청소는 끝났어요. 이제부터 본격적으로 담석 배출이 시작됩니다. 2~3일 후까지도 담석이 계속 배출될 수 있어요.

- **오전 10시**

　체력이 괜찮다면 1차 간청소 후 2차 간청소를 연이어 진행해도 됩니다. 이렇게 이어서 진행하는 것이 결과가 더 좋은 편입니다. 특히 담석이 있다면 2차까지 진행하는 것을 적극 추천합니다.

　2차 간청소를 연이어 진행할 분들은 마지막 마그네슘물을 드시고 2시간 후에 다시 자몽즙 180ml와 올리브유 120ml를 섞어서 한 번 더 드시면 됩니다. 1차 때와 마찬가지로 드시자마자 20~30분간은 똑바로 누워서 절대로 움직여서는 안 됩니다. 그 이후에는 되도록 2시간 이상 누워 있는 것이 좋지만 화장실에 다녀오고 싶다면 다녀오세요. 2차까지 간청소주스를 드시면 2차 간청소가 마무리됩니다. 간혹 2차까지 간청소주스를 드시고 또 마그네슘물을 먹어야 하는지 문의하는 분들이 있는데, 더 드실 필요는 없습니다. 이제 편안히 기다리면 됩니다.

　담석이 배출되는 시간은 개인차가 있는데, 보통 오전 10시 이후에 배출됩니다. 하지만 그 이전부터 나오기도 하고 오후 늦게 배출이 시작되기도 하므로 마음 편하게 기다리면 됩니다. 마그네슘물과 간청소주스를 마신 이틀 동안은 담석이 물과 함께 쏟아져 나오므로 간청소를 하는 이틀 정도는 일정을 비우고 집에서 쉬는 게 좋습니다. 그날 밤까지는 비교적 활발하게 배출됩니다.

1차 청소까지 끝낸 분은 12시부터 간단한 죽을 조금 드시는 것으로 식사를 시작하세요. 담석이 다음 날에도 계속 배출되므로 많이 씹어야 하는 음식은 드시지 마세요. 죽처럼 소화가 잘되는 음식으로 소식을 하되 꼭꼭 충분히 씹어서 넘겨야 합니다. 과식은 절대 하면 안 됩니다.

2차 간청소까지 한 분들은 오후 4시 이후나 저녁부터 가볍게 죽으로 식사를 시작하세요. 다음 날 아침에도 담석이 많이 배출되니 과식하지 말고 이틀 정도는 가벼운 죽으로 드셔야 합니다. 간청소도 수술과 별반 다르지 않습니다. 수술을 받은 몸이라 생각하고 간청소 후 일주일 정도는 기름진 음식, 동물성 단백질, 소화가 어려운 음식, 섬유질이 많은 식품은 자제해야 합니다. 간청소가 끝났으니까 몸보신해야 한다고 족발이나 갈비탕, 삼계탕 같은 음식을 바로 챙겨 드시는 분들이 종종 있는데, 그렇게 하면 복통이 생길 수 있습니다. 한꺼번에 많은 일을 한 간, 담낭, 장에 충분한 휴식 시간이 필요하다는 것을 꼭 기억하세요.

간청소를 하는 동안 목이 마르지 않게 물을 마셔야 합니다. 하지만 마그네슘물을 마신 후 15분 정도, 올리브유자몽주스를 마시기 30분 전, 마시고 2시간 안에는 간청소 효과를 떨어뜨릴 수 있으니 물을 마시면 안 됩니다.

모든 간청소가 끝나고 2~3일 이후까지도 담석이 배출됩니다. 담즙 폭포와 함께 담석, 노폐물, 독소가 십이지장을 거쳐 장으로 배출되므로 간청소 후 2~3일쯤에 반드시 장청소를 해야 합니다. 이를 그대로 놔두면 장내에 독소가 쌓여 장점막이 손상될 수 있습니다. 약국에서 판매하는 장청소액으로 장청소를 해도 되고 관장을 해도 됩니다.

☐ 각 일차별 방법(간청소 준비 기간 + 간청소)

	간청소 **준비 기간**
1~10 일차	• 10일간 기생충 액상차로 기생충 청소를 합니다. 만약 충란이 나온다면 간청소는 잠시 미루고 충란이 나오지 않을 때까지 드셔야 합니다. • 기생충 액상차는 첫번째 간청소 시에 드시고, 이후 간청소 시에는 이 과정을 생략해도 됩니다.
11~14 또는 11~19 일차	• 간청소준비차를 드세요. (간청소 당일 포함 5일간, 담석이 있는 경우 10일간 섭취) • 샐러드, 채소, 과일, 나물류, 된장국 등 가볍게 한식으로 식사. • 물, 소금물, 미네랄액, 레몬수 섭취. • 육류, 유제품 등의 동물성 식품, 오일류, 오메가3, 커피, 카페인 음료는 드시지 마세요.

간청소 당일 **첫째 날**

오전 공복에 간청소준비차 2포를 섭취합니다.
당일에는 영양제나 약을 먹지 마세요.

아침식사	• 죽이나 샐러드, 약간의 과일(토마토, 키위) 정도로 드세요.
점심식사	• 샐러드, 약간의 과일(키위) 정도로 드세요.
13:30	• 오후 1시 30분부터는 어떤 음식도 드시면 안 됩니다. 　단, 따뜻한 물을 충분히 드세요. 　(소금물, 레몬수, 미네랄액으로 드세요.) ※ 장청소 후부터 간청소가 끝나고 첫 번째 식사 전까지는 레몬수를 먹지 마세요. 위와 장을 완전히 비운 상태에서 레몬수를 먹으면 속쓰림이나 복통이 유발될 수 있습니다. ※ 수시로 따뜻한 물을 먹는데 마그네슘물을 마신 후 15분, 간청소주스를 마시기 전 30분, 후 2시간 동안은 따뜻한 물도 드시지 마세요.

준비물: **마그밀 40정**[또는 구연산마그네슘 파우더 60g], **자몽즙 180ml, 올리브유 120ml**, 2차 간청소를 연이어 진행 시 자몽즙 360ml, 올리브유 240ml 필요

16:00	• 장청소액이나 관장으로 장청소 한 번 하기
18:00	• 물 또는 자몽즙 180ml + 마그밀 10정을 녹인 후, 　잘 섞어서 먹기 ➜ 마그네슘물
20:00	• 물 또는 자몽즙 180ml + 마그밀 10정을 녹인 후, 잘 섞어서 먹기
22:00	• 자몽즙 180ml + 올리브유 120ml 잘 흔들어서 먹기 　➜ 간청소주스 • 화장실에 다녀오고 싶으면 미리 다녀오세요. • 침대 옆에 서서 드시고, 5분을 넘기지 말고 한꺼번에 드세요. • 먹자마자 침대에 누워서 움직이지 마세요.(베개 2개 높이) • 최소 20~30분 정도는 절대 움직이지 마세요. • 20~30분이 지나면 베개를 1개 빼고 똑바로 주무세요. • 절대 배를 바닥에 대고 엎드려서 자면 안 됩니다. • 다음 날까지 쭉 주무시면 좋지만 화장실에 가야 하면 갔다 오세요.

간청소 둘째 날

간청소 다음 날입니다.

06:00	• 물 또는 자몽즙 180ml + 마그밀 10정
08:00	• 물 또는 자몽즙 180ml + 마그밀 10정
10:00	• 2차까지 간청소를 진행할 분은 자몽즙 180ml + 올리브유 120ml 를 한 번 더 드시고 최소 20~30분 이상 최대한 길게 누워 계세요. • 2차 간청소는 여기서 종료됩니다. 이후 마그네슘물이 필요하지 않습니다. (1차까지만 하는 경우 8시에 마그네슘물을 드시면 종료됩니다. 2차 간청소주스는 담석이 있거나 체력이 가능한 분들에게만 권합니다.)

※ 1차로 끝내는 경우 12시쯤에 죽을 드세요. 담석이 다음 날까지 계속 배출되므로 소화하기 어려운 음식은 며칠간 절대 드시지 마세요.

※ 2차까지 진행하는 경우 오후 4시 이후에 죽을 드세요.
간청소 후 이틀 정도는 가볍게 죽으로 식사하세요.

※ 간청소 후 2~3일 내 장청소액이나 관장으로 장청소를 합니다.

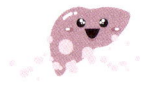

간청소 시 주의 사항

1. 간청소 준비 기간이나 간청소 도중 또는 간청소가 끝난 후에도 따뜻한 물을 수시로 충분히 드세요. 하루 최소 1.5리터는 마시는 것이 좋습니다. 그래야 간청소 시 담즙 폭포가 충분히 만들어집니다. 담석은 담즙 내에 콜레스테롤이 너무 많거나 담즙이 제대로 분비되지 않아서 생깁니다. 담즙이 충분히 분비되려면 충분한 물이 필요합니다. 이때 레몬수, 미네랄액, 소금물, 따뜻한 생수를 모두 포함해 물을 1.5리터 드시면 됩니다.

음식을 싱겁게 먹고, 물을 생수로만 많이 마시면 물이 이뇨제로 작용해 메마름증이 심해집니다. 적당한 나트륨이 있어야 몸에 충분한 수분을 유지할 수 있고 담즙 폭포를 만들 수 있습니다. 싱겁게 먹고 물도 넉넉히 마시라는 것은 잘못된 건강 상식입니다. 준비 기간에 이뇨작용을 하는 홍차나 커피는 마시지 않는 게 좋습니다. 과당이 들어 있는 음료수나 탄산음료도 피해주세요.

2. 간청소 시작 전, 그날 오후 4시 이전에 장청소액을 드시거나 관장을 해주세요. 변비가 있거나 장에 내용물이 가득하면 올리브유자몽주스가 위에 오래 머물러 울렁거릴 수 있습니다. 간청소를 하면서 울렁거리는 이유는 주스가 위에 오래 머물거나 기혈 막힘이 심해서입니다. 미리 장청소를 하면 오심, 구토를 어느 정도 예방할 수 있고, 배출된 담석이 빨리 소장을 빠져나가게 하는 데도 도움이 됩니다.

3. 올리브유자몽주스를 만들 때는 유기농 엑스트라버진 올리브나 비정제압착 유기농 포도씨유를 사용하세요. 집에 있는 저렴한 올리브유나 정제한 포도씨유는 사용하지 마세요. 좋은 올리브유나 포도씨유는 향이 신선하고 깔끔한 맛이 나고, 올리브의 쓴맛과 매운맛이 강할수록 항산화 성분인 폴리페놀의 함량이 높은 편입니다. 냉압착 방식으로 추출한 것, 어두운 유리병에 담긴 것으로 고르세요. 플라스틱이나 투명한 병에 담긴 오일은 산패가 빨리 진행됩니다.

뚜껑을 딴 지 2개월 넘은 기름도 사용하지 마세요. 뚜껑을 딴

지 오래된 기름은 산패도가 높아 좋지 않습니다. 기름은 산패가 진행될수록 기름 냄새가 강해지고 찌든 내가 납니다. 카놀라유나 콩기름 등 화학적 방법으로 추출한 기름도 사용하면 안 됩니다. 내 몸에 들어가는 기름은 세포막을 구성하는 성분이 되므로 평상시에도 항상 좋은 걸 써야 합니다.

몸에 들어간 기름은 세포막을 구성하는 재료로 사용되는데, 산패된 기름이 들어가면 세포막의 유동성을 떨어뜨립니다. 세포막은 세포외기질과 세포 간 물질교환을 하는 창구입니다. 세포외기질에 있는 비타민, 미네랄, 아미노산, 지방산, 포도당 등 여러 물질이 그냥 이동하는 것이 아닙니다. 각각의 흡수 통로가 이동하거나 열려서 흡수되는 것인데, 세포막의 유동성이 떨어지거나 세포막이 손상되면 물질교환이 어려워져 세포의 기능이 저하됩니다. 그러니 기름이 아깝다고 오래된 걸 쓰시면 절대 안 됩니다. 이는 내 몸에 독을 들이붓는 것과 마찬가지입니다. 참기름이든 들기름이든 어떤 기름이든 대용량을 사지 마시고 적은 용량의 기름을 사서 빨리 쓰는 것이 좋습니다.

4. 준비 기간에는 동물성 식품을 드시지 마세요. 치즈나 요구르트 등의 유제품, 기름기가 많은 음식, 설탕이 들어간 음식도 드

시지 마세요. 준비 기간에는 샐러드, 채소, 나물 반찬, 자극적이지 않은 국과 찌개 등으로 가볍게 식사를 하면 됩니다. 간청소 성공 여부는 담즙 폭포를 얼마나 충분히 만들어내느냐에 달려 있습니다. 고기나 지방을 먹으면 담즙이 쓰이기 때문에 간청소에 필요한 만큼의 넉넉한 담즙을 담낭에 저장할 수 없습니다.

5. 자몽즙을 마시기 어렵다면 천연 착즙 오렌지주스나 감귤주스를 마시면 됩니다. 그런데 자몽즙이 혈당도 덜 올리고 속쓰림도 적은 편이므로 되도록 자몽즙을 마시는 것이 좋습니다. 이들 주스를 마시는 이유는 간청소 시 담즙 분비를 촉진하기 위해서입니다.

6. 마그밀로 마그네슘물을 만들 때는 마그네슘물 1회 분량 기준으로 기본 10정을 넣되 체중이 적게 나가거나 많이 나가는 분들은 몸 상태에 맞게 가감을 하면 됩니다. 장이 민감하거나 둔감한 분들도 양을 조절해야 합니다. 절대적인 기준은 아니지만, 체중 55킬로그램 이하라면 보통 8알 이하가 적당하고, 체중 70킬로그램 이상이라면 1~2정 더 늘리면 됩니다. 그러나 장의 민감도는 개인차가 있으므로 간청소를 진행하면서 차차 본인의 적정량을 찾아보세요.

7. 간청소를 하는 동안 목이 마르지 않게 물을 충분히 마셔야 합니다. 하지만 마그네슘물을 마시고 15분 정도, 올리브유자몽주스를 마시기 전 30분, 마신 후 2시간 안에는 간청소 효과를 떨어뜨릴 수 있으니 물을 마시면 안 됩니다.

8. 간청소를 하고 나서 2~3일 내에 반드시 장청소를 해주세요. 간청소가 끝난 후에도 2~3일간 담석이나 노폐물, 독소 배출이 계속 일어납니다. 이런 것들이 장내에 계속 머물면 독소, 노폐물로 인해 장내 환경의 불균형을 일으킬 수 있으며, 장간순환에 의해 독성 담즙이나 독소가 다시 간으로 흡수될 수 있습니다. 이를 막기 위해 2~3일 내에 장청소액을 마시거나 관장으로 장청소를 해야 합니다.

9. 간청소를 하면 대부분 뒤쪽에 있던 담석이나 간석이 앞으로 밀려나와 간 내 담관이나 담도를 다시 막게 됩니다. 이로 인해 몸이 예전 상태로 돌아가게 됩니다. 따라서 간청소를 시작했다면 한 번으로 끝내지 말고 한 달 간격으로 5~8회 정도 연이어 간청소를 하는 것을 권장합니다.

5~8회를 권장하기는 하나 단백질 위주의 식사나 기름기 많은

음식, 고탄수화물식을 하거나 담낭에 돌이 많은 분은 그 이상이 필요할 수도 있습니다. 담석이 2회 이상 연이어 자잘한 것만 나온다면 간청소가 충분히 됐음을 의미하므로 간청소를 더 하지 않아도 됩니다. 그러나 큰 담석들이 계속 나온다면 8회 이상 필요할 수 있습니다. 그 이후에는 몸 상태가 저하되거나 피로할 때 1년에 한두 번씩 하면서 담석의 크기와 양을 보며 횟수를 조절하세요.

간청소에 매료되어 더 이상 담석이 나오지 않는데도 매달 간청소를 하는 분들이 있는데, 그건 바람직하지 않습니다. 간청소를 하면 체액과 미네랄이 많이 빠져고, 이는 다시 메마름증을 유발할 수 있습니다. 더 이상 청소할 필요가 없는데, 간청소를 장기간에 걸쳐 계속하면 간청소로 누리는 이점보다는 체액과 미네랄이 빠짐으로써 생기는 문제가 더 커질 수 있습니다. 간청소를 해야 하는 분은 체액과 미네랄 보충에 각별히 신경 써야 간청소로 인한 이점을 누릴 수 있습니다.

10. 간청소를 하면 설사를 여러 번 하기 때문에 일시적으로 혈압도 떨어지고 체액이 많이 빠져 탈수증상이 일어납니다. 그래서 너무 허약하거나 저체중, 까라짐이나 혈허, 저혈압이 심한 분들에게는 간청소를 권하지 않습니다. 이러한 분들은 간청소 후 입마

름, 두통, 구토, 어지럼증, 피로감 등 탈수 증상이 더 심하게 나타나기 때문입니다.

간청소 당일에는 영양제나 약을 복용하면 안 되는 만큼 약물을 끊을 수 없을 정도로 지병이 심한 분들은 간청소를 하면 안 됩니다. 이외에도 '간청소를 하지 말아야 하는 분들(138~146쪽)'을 참고하시고 자신이 간청소를 하면 안 되는 사람에 해당한다면 욕심내서 하지 마세요.

11. 건강한 분들이라도 간청소 후에 혈압과 체액을 빠르게 회복시켜야 합니다. 간청소 후에 1~2킬로그램 정도 체중이 빠지기도 합니다. 하지만 이건 체액이 빠져나간 거지 살이 빠진 것이 아닙니다. 가끔 간청소 후에 빠진 체중을 유지하겠다고 채소와 과일 위주로만 식사하는 분들이 있는데, 이렇게 하면 절대 안 됩니다. 채소, 과일은 대체로 칼륨 함량이 높고, 몸속에 칼륨이 많아지면 체액은 더 빠지게 되죠. 간청소 후에는 자극적이지 않은 국이나 찌개를 자주 먹으면서 나트륨을 보충해야 체액도 보충됩니다. 잘못된 방법으로 관리하면 오히려 건강을 해칠 수 있습니다.

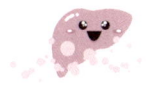

간청소 후 빠르게 회복하는 방법

　간청소 후 일주일은 회복 기간입니다. 회복 기간도 준비 기간과 별반 다르지 않습니다. 수술을 받았다고 생각하고 소화가 잘되는 음식을 먹어야 합니다. 이 기간에는 육류를 피하고 과식과 기름진 식사도 하지 마세요. 술이나 커피, 홍차도 안 됩니다. 간청소 후에는 빠져나간 체액을 보충해야 하는데, 이런 것들은 이뇨작용을 하여 탈수를 일으킵니다.

　체액과 미네랄이 많이 빠져나간 상태이므로 당일에 어지러움, 울렁거림, 몸이 늘어지거나 기운 없음, 구갈 등의 증상이 생기기도 합니다. 이때 단순히 따뜻한 물만 마시면 체액이 보충되지 않습니다. 체액을 보충하기 위해서는 나트륨과 포도당이 필요합니다. 그래서 수분 흡수를 돕는 체액보충제에는 포도당과 나트륨이 적절한 비율로 들어가 있습니다.

여기에 효과를 높이기 위해 히알루론산 생성을 촉진하는 성분을 넣기도 합니다. 히알루론산은 피부나 결합조직, 관절 내 윤활액의 주요 성분으로 물을 끌어당기는 작용이 아주 뛰어납니다. 그런데 분자량이 커서 먹어도 흡수가 되지 않을뿐더러 저분자 히알루론산이라고 하더라도 소화 과정에서 분해돼 그 기능을 유지하기 어렵습니다.

우리 몸은 원래 히알루론산을 생성하는데, 히알루론산을 직접 먹는 것보다는 생성을 잘하게 도와주는 것이 더 효율적입니다. 히알루론산 생성을 돕는 물질로는 글루타민, 효모 추출물, 마그네슘 등이 있어요. 체액보충제에 이런 성분들이 들어 있으면 체액을 빠르게 늘려줄 뿐만 아니라 점막을 개선하고 피부와 관절을 촉촉하게 유지하는 데 많은 도움이 됩니다. 이런 사항들을 고려해 체액보충제를 선택하면 더 좋은 결과를 얻을 수 있습니다.

간청소 후 체액보충제가 탈수 개선과 회복에 소금물보다 더 효과적이긴 하지만, 없다면 소금물로 대체해도 됩니다. 체액이 많이 빠진 상태에서는 나트륨이 결핍됩니다. 이런 상태에서 맹물을 마시면 체내 나트륨 농도가 더욱 낮아져 나트륨 균형이 더 심각하게 무너지고, 우리 몸은 나트륨 균형을 맞추기 위해 물을 밖으로 더 빼냅니다. 결국 물이 이뇨제로 작용하게 되는 셈이죠. 소금물

농도는 0.5퍼센트가 적당합니다. 소금물을 어느 정도 마시는 게 좋은지는 개인차가 크지만 하루에 500ml~1L 정도로 내 몸에 맞게 마시되 한꺼번에 마시지 말고 조금씩 나눠 마시는 것이 좋습니다.

사람마다 체질에 따라 필요한 나트륨의 양이 모두 다릅니다. 예를 들어, 체질적으로 물살이 많고 몸에 수분이 많은 사람은 소금물을 자주, 많이 마시면 부종이 생길 수 있습니다. 또 미네랄 결핍, 특히 칼슘 결핍이 심각한 분들이 소금물을 자주 마시면 골다공증이 더 심해질 수 있습니다. 이때는 칼슘 결핍이 어느 정도 해결된 후에 소금물을 마셔야 합니다. 심장 기능이 약한 분들이 소금물을 마시면 심장에 과부하가 걸려 심열이 심해집니다. 이로 인해 혈압이 오르거나 부종이 생기거나 열이 위로 더 많이 뜨거나 가슴이 두근거리고 호흡이 힘들어질 수 있습니다. 이런 경우에는 미네랄액만 드시는 것이 좋습니다. 반면, 소화가 잘 안되고 피부가 건조하며 메마름증이 심한 분들은 소금물과 미네랄액을 같이 드세요.

식생활에 따라서도 소금물의 양은 달라져야겠지요. 짜게 먹는 편이라면 굳이 소금물이 필요하지 않고, 싱겁게 먹는 분이라면 소금물의 양을 더 늘려야 합니다. 내 몸의 상태를 관찰하면서 먹어야 소금물이 약이 됩니다. 무작정 소금을 맹신해서도 안 되고 무작정 소금을 배척해서도 안 됩니다. 소금물은 내가 어떻게 조절해서 먹느냐에 따라 약이 되기도 하고 독이 되기도 합니다. 소금물도 미네랄이고, 미네랄은 항상 균형이 중요합니다. 어떤 특정 성분이 지나치게 넘쳐서는 안 됩니다. 그 균형이 깨지면 반드시 문제가 생기게 되어 있습니다. 나트륨이든 칼륨이든 칼슘이든 어떤 미네랄이든 균형이 중요합니다.

간청소 후 회복 기간에는 국이나 찌개를 자주 드시는 것이 좋습니다. 이런 경우 따로 소금물을 챙겨 드실 필요는 없습니다. 평상시에도 반찬이나 국을 싱겁게 드시지 말고 항상 적절히 간하여 먹는 것이 좋습니다. 적절한 양의 소금이 우리 몸에 들어와야 체액도 충분해지고 피부에 탄력이 생기며, 혈관도 혈액도 깨끗해지고 소화도 더 잘됩니다. 소금을 무서워하지 말고 내 몸의 반응을 관찰하면서 좋아지는 방향으로 알맞게 드시면 건강에 많은 도움이 됩니다.

간청소 후에 소금보다 더 중요한 것이 바로 미네랄입니다. 현대인들은 대부분 미네랄 결핍이 있고, 특히 중증질환이나 만성질환, 소화불량, 장 질환이 있는 경우에는 미네랄 결핍이 심각합니다. 미네랄 부족으로 생기는 문제가 정말 많기에 미네랄의 중요성은 아무리 강조해도 지나치지 않습니다.

간청소 시 다량의 미네랄이 빠져나가므로 최소 한 달만이라도 미네랄을 보충하세요. 미네랄은 우리 몸속에 수분을 담는 그릇을 만듭니다. 미네랄 결핍이 있으면 음양의 균형이 깨지고 교감신경이 항진되며 몸은 점점 메말라갑니다. 이는 세포탈수를 일으키고, 세포탈수는 세포 기능 저하를 일으킵니다. 간청소 후 컨디션을 빠르게 회복하는 데에도, 메마름증을 개선하는 데에도 미네랄이 1순위입니다. 미네랄 결핍이 심한 분들은 며칠만으로 부족합니다. 활성이 좋은 미네랄을 몇 달간 꾸준히 섭취하는 것이 좋습니다.

5장

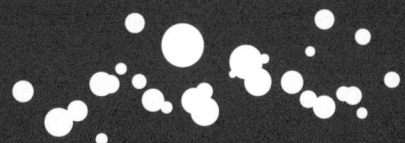

간청소, 진짜 이야기들

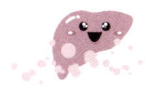

간청소 성공 후기
"간청소 후 이렇게 달라졌어요!"

　간청소를 실행한 후 다음과 같은 효과와 변화를 체험한 분들이 아주 많습니다.

- ☐ 만성피로가 사라지고 전반적으로 몸이 가볍고 컨디션이 좋다.
- ☐ 얼굴이 맑고 환해져서 예뻐졌다는 소리를 자주 듣는다.
- ☐ 소화가 잘되고 더부룩함이 많이 줄었다.
- ☐ 역류성식도염이 사라졌다.
- ☐ 두통과 어깨, 목의 통증이 사라졌다.
- ☐ 눈과 머리가 맑아졌다.
- ☐ 간과 담낭에 있던 통증이 개선되었다.
- ☐ 불면증이 개선되었다.
- ☐ 가려움증이나 발진이 사라졌다.

이외에도 많은 분이 다양한 체험 사례를 많이 보내주십니다. 그중에 몇몇 사례를 소개합니다. 간청소로 얻을 수 있는 효과를 간접적으로 체험하며 본인은 어떤 효과를 얻을 수 있을지 가늠해보면 좋겠습니다.(사례는 체험자들이 보내주신 내용을 그대로 전달하되, 독자분들의 이해를 돕고자 좀 더 쉬운 문장으로 다듬었습니다.)

사례 1

액상차로 기생충 청소와 간청소를 모두 마쳤습니다. 은근 체한 것 같고 위가 답답하고 불편한 느낌이 자주 들었는데, 그 증상이 기생충 청소 중에 없어지면서 편안해졌습니다. 간청소 1차 때는 푸른색과 노란색의 작고 큰 알갱이, 덩어리들이 여러 번 쏟아졌습니다. 덩어리를 뭉개보면 그 속은 더 진한 초록색이었습니다. 그리고 다음 날 계속해서 2차를 진행했지만 푸른 알갱이만 약간 나왔습니다. 늘 어깨가 아프고 뻣뻣이 굳고는 했는데 이제는 편안해졌습니다.

사례 2

제가 지금 간해독 후 몸 상태가 아주 좋아지고 위도(내장도)

따뜻해진 느낌입니다. 소화도 비교적 잘되고 어깨 뭉침도 덜합니다. 다만 눈이 조금 피로한 느낌이 듭니다.

▶ "간열이 빠지는 과정에서 일시적으로 눈에 피로한 느낌이 있을 수 있고, 혈부족과 미네랄 결핍이 있는 경우에도 그런 느낌이 들 수 있습니다. 눈이 피로한 느낌이 며칠 지난 후에도 계속되면 반드시 미네랄과 체액을 보충해야 합니다"라고 말씀드렸더니 집에 있던 미네랄액과 체액보충제를 드셨고, 하루이틀 후에 눈이 피로한 느낌이 바로 사라졌다고 합니다.

사례 3

올리브유자몽주스를 마시고 1시간쯤 고생했는데 약간 토하고 나니 바로 좋아졌어요. 설사할 때는 머리도 맑고 몸도 가벼웠어요. 간청소 이후 어깨 통증이 현저히 줄어들어서 놀랐어요. 올리브유자몽주스를 마시고 누워 있을 때 평상시 아픈 왼쪽 어깨가 콕콕 많이 쑤셨거든요. 1차, 2차 올리브유자몽주스를 먹을 때 왼쪽 어깨가 많이 아팠는데, 간청소로 담석이 빠져나온 후 그 부분의 통증이 호전되었어요. 저는 간청소 이전과 이후의 컨디션이 많이 달라짐을 느껴서 앞으로도 하고 싶습니다. 효과가 크게 느껴져요. 그런데 지난번에도 이번에도 올리브유자몽주스가 위에 머물면서 내려가지 않고 세게 급체한 느낌이 들거든요. 급체한 느낌이 들면 두통과 심장박동이 너무 빠르고 세요. 혈압이 굉장히 오르는 느낌이에요. 토하면 바로 좋아지긴 합니다. 간청소 이후에 어지럽거나 두통이 오거나 그런 증상은 없고 오히려 가볍습니다.

▶ 이분은 처음 간청소를 했을 때 올리브유자몽주스를 마시자마자 다 토해서 겁을 먹고 이후에 시도조차 하지 않던 분입니다. 간청소를 해보고 싶긴 한데 첫 번째 간청소에 실패해서 걱정이 많으셨어요. 그래서 대사 저하와 간 기능 개선을 위해 단식모방식단으로 해독요법을 먼저 진행했고, 컨디션이 좋아지면서 간청소를 하기로 결심하셨죠. 첫 번째 올리브유자몽주스를 드셨을 때에는 편히 누워 주무셨는데, 다음 날 아침 두 번째 올리브유자몽주스를 드시고 조금 토하셨다고 합니다. 이는 간의 기운이 흐르지 못하고 막혀 있을 때 생기는 증상들입니다. 이런 증상이 있을 때는 간청소 준비 기간부터 간청소 당일까지 하루에 키위 2~3개를 드시면 올리브유자몽주스가 잘 내려갑니다. 간청소 당일에

는 따뜻한 물을 수시로 마셔서 위를 따뜻하게 하는 게 좋습니다. 또 올리브유자몽주스를 마시고 잘 내려가지 않는 느낌이 든다면 2시간 이후에 따뜻한 물을 드세요. 그러면 위장의 혈류순환이 원활해지면서 잘 내려갑니다.

이렇게 해도 별로 나아지는 게 없다면 간청소보다 기울체(氣鬱滯, 기의 흐름이 원활하지 않고 막히거나 정체된 상태)를 뚫는 것이 먼저입니다. 기울체를 뚫는 제품을 2~3개월 정도 섭취하고 난 다음에 간청소를 하면 편하게 할 수 있습니다. 막힘이 심한 경우 올리브유자몽주스가 잘 내려가지 않고 담즙도 잘 분비되지 않아서 일시적으로 체한 증상이 있거나 두통, 빈맥이 올 수 있습니다. 이분 역시 기울체를 뚫는 제품을 드신 후부터는 간청소 시 불편함이 확연히 줄고 구토 없이 원활하게 진행됐어요. 간청소 후 소화도 확실히 잘된다며 만족하셨습니다.

사례 4

오늘 간청소 1차를 마쳤습니다. 지난달 건강검진 결과, 담낭 내에 1.9~2.1센티 크기의 담석이 있고, 제거하지 않으면 훗날 응급실 온다고 겁을 줘서 담낭 제거 수술 날짜를 잡았습니다.

그런데 아픈 적도 없는데 과연 담낭을 자르는 게 맞는지 너무 무서워서 간청소를 했습니다. 전 안드레아스 모리츠(『의사들도 모르는 기적의 간청소The Amazing Liver & Gallbladder Flush』 저자)가 권하는 방법대로 했는데 결과는 대만족입니다.

담석이 수십 개 나왔는데, 가장 큰 것은 2센티보다 좀 더 크더라고요. 100원짜리 동전 크기입니다. 새벽 3시쯤 진짜 복부가 찢어질 듯 아팠는데 큰 게 나오려고 아팠나 봐요. 책을 보고 반신반의하고 있었는데, 호기심약사님의 블로그와 유튜브를 보고 용기를 얻어 시도했고 성공했기에 감사 인사를 드립니다. 아무 생각 없이 의사 말만 믿고 담낭 제거 수술을 받았다면 정말 너무 후회할 뻔했어요. 평생 담낭 없이 살 뻔했으니까요. 블로그 및 유튜브 번창하시길 바라며 저 말고도 담석으로 고민이 많은 다른 분들에게도 선한 영향력을 미칠 것 같습니다. 항상 행복하고 건강하세요.

사례 5

첫 번째 간청소 후: 안녕하세요. 오늘로 간청소를 2회까지 진행했고 그 경과를 보고드립니다. 우선 선생님께 정말 감사하

다고 말씀드리고 싶습니다. 몸이 아주 좋아진 게 바로 느껴집니다. 기생충 액상차를 먹고 나서부터 소화가 좀 더 개선된 느낌을 받고 전체적인 컨디션도 좀 나아진 느낌을 받았지만, 근원적으로 제가 가장 고통이라 여기던 머리로 피가 가지 않는 듯한 느낌은 개선되지 않았기에 여전히 힘든 나날이 계속되었습니다.

어젯밤 11시에 올리브유를 1차로 먹고, 오늘 아침에 여러 차례 변을 거쳐 드디어 호두만 한 커다란 초록색 담석이 5개 정도, 구슬 또는 콩만 한 담석이 50개 정도 나온 것을 확인했습니다. 비위가 상해서 따로 건져내진 못했습니다. 내용물을 확인하며 카타르시스를 느꼈지만 여전히 두통은 남아 있었습니다.

그러다가 오늘 오전 11시에 2차 올리브유를 먹고 누워 있는데 14시경에 갑자기 머리에 피가 올라오는 느낌이 들면서 두통이 없어졌습니다. 그리고 현재까지 몸이 이렇게 가볍고 정신이 맑은 적이 없었습니다. 담석이 완전히 나오지 않을 때까지 해야 진짜 끝이라고 하셨기에 정확한 건 좀 더 경과를 지켜봐야 알겠지만 제 증상을 치료할 방법을 찾았다는 것에 벅차오르는 환희를 주체할 수 없습니다. 선생님은 하나님께서 보내주신 생명의 은인입니다.

네 번째 간청소 후: 안녕하세요. 3주 간격으로 네 번 정도 하니까 자갈돌만 한 담석 소량을 제외하고는 나오질 않아서 그 뒤로는 하지 않고 있습니다. 또 하긴 해야겠다고 생각 중이지만 요새는 컨디션이 너무 좋아서 계속 미루게 되네요. 다 선생님 덕분입니다. 간청소를 끝내고 나서 케일주스나 당근주스를 갈아 마시면서 건강관리를 하니까 혈색이 예전처럼 좋아지고 체력도 돌아왔습니다.

간청소를 하기 전에는 뭔가를 갈아 마시면 갑자기 피곤해지고 되레 컨디션이 안 좋아져서 그러질 못했는데, 간이 튼튼해지니까 영양제를 먹든 채소를 갈아 먹든 모든 영양소가 다 흡수되는 느낌입니다. 저는 처음에 소장이 안 좋아져서 간도 안 좋아진 것을 알게 됐습니다. 소장이 안 좋아지니까 간이 대신 일을 하다가 간까지 망가진 경우인 것 같습니다. 그런데 간을 먼저 치료하고 채소주스로 소장까지 청소해주니까 온몸이 회복된 느낌입니다. 요즘엔 5시간만 자도 피곤하지 않습니다.

▶ 이분이 처음 약국을 방문했을 때에는 본인의 증상으로 걱정이 많았습니다. 약국을 방문한 후에도 간청소를 해도 괜찮을지를 카톡으로 문의하셨습니다. 기름진 음식을 먹으면 소화가 안

되는데 이렇게 많은 양의 오일을 먹고 간청소를 해도 괜찮은지, 간헐적으로 오른쪽 갈비뼈 아래가 아픈데 간청소가 가능한지를 문의하셨지요. 원래 체중이 88킬로그램인데 소화가 안돼서 소화되는 음식만 골라 먹다 보니 4개월 사이에 10킬로그램이 빠졌다고 합니다.

간청소 전에는 머리에 피가 가지 않는 느낌이 들고 두통이 너무 심해서 119에 후송되어 응급실에서 수액을 맞고 겨우 살아나셨대요. 그런데 이상하면서도 다행인 건 피검사 결과도 정상, 위내시경 결과도 정상이었다고 합니다. 이렇게 병원에서 받은 검사만으로는 내 몸의 건강 상태를 파악하기 어려운 경우가 꽤 많습니다. 이분처럼 간청소가 이미 나빠진 몸 상태에 오히려 해가 되진 않을까 걱정하는 분들이 많습니다. 그러나 간청소로 많은 증상이 기적같이 좋아지는 사례가 너무나 많고, 이로 인해 감사 인사도 많이 받고 있습니다.

사례 6

이번 달에도 간청소를 진행하려고 합니다. 간청소를 한 후 잘 자고, 잘 먹고, 입술 갈라짐이 없어지고, 피부 톤이 밝아졌습니다. 손톱 갈라짐도 없어지고 에너지도 많이 올라왔습니다. 머리카락에도 힘이 생기고 머리카락이 조금 덜 빠지고 있습니다. 다만, 잇몸이 좀 약해진 것 같습니다.

다음 달 간청소 후: 지난달 간청소는 잘 끝냈어요. 4월에 콜레스테롤 덩어리가 더 큰 게 나오기도 했습니다. 그동안 제 몸은 좀 더 힘이 생겨 생활하기도 편했고, 입술 갈라짐도 혓바늘도 거의 일어나지 않았답니다. 왼쪽 다리의 미세한 불편함도 거의 느끼지 못할 만큼 편안했어요. 잠도 아주 잘 자고 잠들기 전까지의 시간도 아주 짧아지고 편해졌습니다. 위경련이 한 번 있어서 혼나긴 했지만, 이번 달에도 간청소를 진행하려고 합니다.

▶ 이분은 잇몸이 약해지고 위경련이 있었다고 합니다. 이 책을 꼼꼼히 읽은 분들은 그 이유를 눈치채셨을 거예요. 이분에게 뭐가 부족했는지 아시겠지요? 미네랄이 부족했던 것입니다. 이런 분들은 미네랄액을 시급하게 보충해야 합니다. 간청소로 많은 것들이 좋아지지만, 내 몸속에 무언가가 부족하다는 신호가 나타나면 반드시 이를 보충해준 후에 간청소를 해야 결과가 더

좋습니다.

> **사례 7**

간청소를 했습니다. 평소 많이 피곤해하고 잘 체했는데 간청소 후 새벽 2시에 자고 오전 6시 반에 기상했습니다. 그다음 날에도 새벽 4시에 자고 오전 6시 반에 기상했는데도 피곤한 기색 하나 없이 너무 개운하고 좋았습니다. 간청소 후 가볍게 먹으라고 하셨지만 양념고기, 보쌈, 전, 매운 김치, 맥주 등 온 갖 것을 다 먹었습니다. 그런데도 술에 취한 느낌이 1도 없고 변도 잘 보았으며 소화도 잘되고 그냥 너무 행복해서 출근 후 지인들에게 전파하고 다녔습니다. 최고, 진짜 최고입니다.

▶ 간청소 후에 이렇게 하면 진짜 안 됩니다. 간청소를 하고 컨디션이 많이 좋아졌다고 생각해서서 무리하신 듯합니다. 이분은 이렇게 하셔도 별문제가 생기지 않았지만 간청소를 하고 일주일 정도는 간이 충분히 쉴 수 있는 시간을 주어야 합니다. 이분이 괜찮았다고 나도 괜찮겠지라고 생각하면 안 됩니다.

저희 약국을 통해 간청소를 진행하는 분들이 많다 보니 다양한 사례를 접하는데, 이분처럼 간청소 후 이것저것 드셨다가 새벽에 복통으로 응급실에 실려 가는 경우도 있었습니다. 간청소는 가장 안전하고 쉬운 간 수술이라고 생각해야 합니다. 수술 후에 바로 기름진 음식이나 소화하기 어려운 음식, 술 등을 먹으면 간이 얼마나 힘들어하겠어요. 장도 예민해져 있는 터라 며칠간은 부드러운 음식으로 소식을 해야 합니다. 간 좋아지라고 간청소를 하는 거잖아요. 주의 사항을 잘 지켜야 간과 장이 제대로 잘 회복됩니다.

사례 8

남편이 두드러기가 심해 1차에 연이어 바로 2차까지 진행했어요. 500원짜리보다 훨씬 큰 담석 하나랑 500원짜리만 한 것들이 매우 많이 나오고, 오늘 끝난 지 2일 차인데 두드러기가 완전히 사라진 건 아니지만 아주 약해졌어요. 오른쪽 갈비뼈 아래를 누르면 아팠는데, 지금은 아프지 않다고 눌러보라고 하네요. 감사합니다.

현재 간청소 완료 3일 차입니다. 간청소 다음 날에 두드러기가 매우 약하게 올라와서 항히스타민제를 한번 먹었고 이후로는 두드러기가 전혀 올라오지 않았습니다.

⋯▶ 두드러기의 원인은 간열이나 독소, 미네랄 결핍, 당독소, 장누수, 기생충 감염 등으로 나눠 볼 수 있습니다. 간청소로 두드러기가 좋아진 것으로 보아 이분은 간열이 있거나 해독이 안돼서 두드러기가 생긴 것으로 보입니다. 간청소로 알레르기나 두드러기, 발진 등이 좋아진 사례도 상당히 많지요. 간청소만으로 개선되지 않는다면 다른 원인들을 살펴보셔야 합니다.

사례 9

간청소 준비 기간: 기생충 액상차를 마시고 3일 차에 정말 이상한 피로감이 느껴져 씻지도 못하고 쓰러져 잤습니다. 아침에 변을 확인해보니 참깨보다 작은 것들이 종종 보였습니다. 다음 날에도 계속 참깨 같은 것들이 나왔습니다. 그동안 한약도 많이 먹었는데 3년 정도 저를 괴롭히던 속쓰림과 소화불량이 기생충 액상차를 먹고 좋아졌습니다. 요즘에는 낮에 눕지 않아도 될 정도로 컨디션이 아주 좋아졌습니다.

1~2차 간청소 후: 간청소와 생리 기간이 겹쳤어요. 간청소 다음 날 아침, 속이 울렁거리고 꼭 체한 듯 눈이 까부라져서 마

그밀 물을 겨우 마셨습니다. 담석이 다 밀려나오지 못한 듯 가슴이 답답한 증상이 생겼습니다. 어젯밤에는 등에 통증이 있고 속이 울렁거려 잠도 안 왔습니다. 일단 소금물을 아주 진하게 타서 마시고 있습니다. 가슴이 답답한 느낌이 있을 뿐 컨디션은 아주 좋습니다. 어제 2차 간청소 직후에는 골반이 더 아팠는데 오늘은 골반통이 없습니다. 저는 만성적으로 오른쪽 흉추랑 어깨가 아픈데 요즘 가슴둘레가 줄어든 듯하고 몸이 가볍습니다. 확실히 몸이 가벼워지는 느낌이 있습니다.

1~2차 간청소 일주일 후: 약사님, 좋은 하루 시작하셨어요? 저는 몸이 점점 좋아지는 듯합니다. 덕분이에요. 처음에 엄청난 두통과 감기 기운이 좀 있었지만 지금은 몸이 가볍습니다. 고질적인 고관절 쪽 골반 통증은 심했다 덜했다 해요. 그러나 전반적으로 몸 상태가 좋습니다. 그런데 참 신기한 것은 오늘 아침에도 담석이 계속 배출된다는 겁니다. 기생충 찌꺼기들과 함께요. 몸에서 이런 처리를 하느라 힘들어서 그런지 저는 요즘 뭘 하지 않아도 피곤해서 9시만 넘으면 잠을 푹 잔답니다. 감사합니다.

3~4차 간청소 후: 3, 4차 간청소를 마쳤습니다. 배가 많이 들어가고 가슴둘레가 줄어들어서 그런지 몸 상태는 가볍습니다. 이번에는 2차 때보다 많지는 않았지만 제 눈에 봐도 정말 큰 담석이 꽤 나왔습니다. 석회화된 것들이 보입니다. 2센티는 되어 보였습니다. 이번에는 1~2차 때와는 다르게 울렁거리거나 힘든 것 없이 매우 가볍게 잘했습니다. 골반과 허리 쪽 통증은 많이 가벼워졌고, 왼쪽 고관절과 오른쪽 목 통증은 아직 있습니다. 오늘 아침 변에도 충란이 나왔는데 간청소 후에는 꼭 이렇게 보입니다. 간청소를 하면 충과 세균이 제거되는 건가요?

5~6차 간청소 후: 엄청나게 많은 돌을 쏟았습니다. 덕분에 울렁거림과 답답함은 많이 줄어들었습니다. 5, 6차 간청소 후 몸이 날아갈 듯 가볍습니다. 다만 며칠 동안은 눈이 맑아진 느낌이 들다가 다시 눈이 너무 피곤해집니다.

▶ 이분은 이후로도 꾸준히 간청소를 한 후 소화불량이 많이 좋아지고 몸의 통증도 많이 좋아졌습니다. 간청소 준비 기간에 기생충 액상차를 드시고 이상한 피로감이 있었다고 하셨어요. 기생충 액상차를 마시고 심한 피로, 까라짐, 울렁거림, 어지

러움, 발진, 가려움, 두통, 근육통 등이 있으면 반드시 변에 충란이 나오는지 확인해보아야 합니다. 기생충이 사멸되는 과정에서 흔히 나타나는 면역반응이기 때문입니다. 기생충 청소 기간은 기본 10일이지만 감염된 기간에 따라 2~3달이 필요할 수도 있습니다. 간청소를 한다고 기생충이 제거되는 것이 아니므로 기생충 청소를 먼저 해야 합니다.

기생충 액상차를 드시고 면역반응이 나타나는 분들은 평소에 혈허 증상이 심각한 편입니다. 충란이 더 이상 나오지 않는 것을 확인할 때까지 기생충 액상차를 드셔야 하고, 혈보충과 미네랄 보충을 한 후에 간청소를 하셔야 합니다. 혈허가 심할 때에는 철분제나 실크아미노산, 미네랄이 필요하기도 하고, 간열을 빼는 제품이 필요한 경우도 있습니다.

기생충 청소를 완료한 후에 간청소를 하는 것이 원칙이지만 예외도 있습니다. 오른쪽 옆구리 통증이 참을 수 없을 정도로 심한데 충란이 계속 보인다면 기생충 청소 중간에 간청소를 진행하고, 간청소가 끝난 후에 다시 기생충 청소를 이어서 하면 됩니다. 이분은 기생충 청소가 끝나지 않았는데 스스로 충분히 나왔다고 생각하고 바로 간청소로 넘어갔습니다. 3~4차 간청소 후 이를 인지하고 다시 기생충 청소를 병행했습니다.

이분은 기혈막힘이 심해서 간청소 때 울렁거림을 호소하셨지만 기혈 막힘을 뚫는 제품을 드신 후에는 불편함 없이 간청소를 할 수 있었습니다. 가슴이 답답한 증상이 생긴 것은 소금물을 아주 진하게 많이 마셨기 때문으로 보입니다. 소금물을 진한 농도로 많이 마시면 체액이 갑작스럽게 늘어나 심장에 무리가 갈 수 있습니다. 소금물을 많은 양, 진한 농도로 꾸준히 드시는 분들이 종종 있는데, 이는 바람직하지 않습니다. 그렇게 소금물을 진하게 많이 마시면 나트륨을 배출하는 과정에서 칼륨과 칼슘이 같이 빠져나갑니다. 빠져나간 칼륨과 칼슘을 보충하지 않으면 미네랄의 균형이 깨지고 몸은 점점 손상을 받게 됩니다. 골다공증이 심해지며 심장에도 과부하가 걸리고 부종도 생길 수 있습니다. 미네랄은 지나친 것도, 모자란 것도 문제를 일으킵니다.

5~6차가 끝난 후 많은 것이 좋아졌지만 다시 눈이 피곤한 느낌이 든 건 오래된 기생충 감염으로 인한 혈허 증상이 아직 남아 있었기 때문입니다. 반드시 혈보충, 미네랄 보충이 필요한 분인데 간청소에만 집중하셨어요. 간청소로 간열이 빠지면서 많은 증상이 좋아져도 혈부족과 체액 부족으로 인해 불편한 증상이 드러납니다. 소금물만으로 혈부족과 체액 부족을 다 해결할 수 있다고 생각하는 것은 큰 착각입니다. 간청소 후에 이런 증상이 나타

난다는 것은 혈과 체액을 채워달라는 신호입니다. 체액을 채우는 데 가장 중요한 건 미네랄액입니다.

> **사례 10**

3년 전 선생님 동영상을 보고 꾸준히 간청소를 하고 있습니다. 1년 동안은 40일에 한 번씩, 2년 차에는 3개월마다, 최근에는 다시 40일에 한 번씩 하다 보니 20회 이상 한 듯해요. 피부 습진이 있어 시작했다가 간청소를 하고 나면 피부가 백옥 같다는 말을 많이 듣다 보니 중독이 된 것 같습니다. 물론 비염이나 알레르기 증상들은 가볍게 넘어갈 정도로 완화되었어요. 우연히 간청소에 대해서 듣고 하는 방법을 몰라서 망설였는데, 선생님 영상을 보고 지금까지 잘하고 있고 앞으로도 쭉 진행할 예정입니다. 가끔 간청소가 사기라고 하는 의사들의 의견을 보면 그냥 피식 웃어드리고 '싫어요'를 누르고 나와요. 진실은 해본 사람만 알죠. 좋은 영상 감사합니다.

▶ 이런 후기를 보면 간청소를 잘 알려왔구나 싶습니다. 간청소가 사기라고 하는 의사들은 간청소에 대해 전혀 알지 못해서

그런 말을 하는 것입니다. 의사들이 모른다고 비과학이고 사기인 것이 아닙니다. 지금 비과학이라 여겨지는 것들이 많은 연구를 통해 나중에는 과학으로 밝혀질 수 있습니다. 아직 밝혀내지 못한 미(未)과학이 비(非)과학인 것은 아닙니다. 실제 간청소의 원리를 알면 과학적이라는 생각이 듭니다.

사례 11

처음에는 돌처럼 딱딱한 것은 아니고 세게 때리면 부서지는 것이 4개 정도 나왔어요. 그걸로 끝인가 했더니 그다음부터 잘 부서지는 녹색 덩어리들이 10개 이상씩 몇 번 나오더니 다음 날 한 번 더 진행하고 또 왕창 나왔습니다. 그러고 나서 두통도 거의 없어지고 어깨 통증이 없어졌어요. 고지혈증에 고혈압인데 혈압도 안정되었고요. 이제 두 번째 간청소를 하려고 합니다.

사례 12

처음 블로그에 문의: 위가 쪼이듯이 아파 병원에서 CT와 혈액검사를 해보니 제가 지금 담도가 담석으로 막혀 간수치가

500U/L, 황달 수치도 8.8mg/dL가 넘어 일반인의 10배나 됩니다. 간청소를 급하게 하고 싶은데 어떻게 하면 될까요?

첫 번째 간청소 진행 후: 오늘 병원 가서 피검사를 받고 CT를 찍었는데 간수치, 황달 수치, 담낭 수치 모든 게 정상으로 돌아왔네요. 혹시 몰라서 CT도 찍었는데 담석이 사라졌네요. 지금은 식사도 잘하고 체하지도 않아요. 저는 워낙 급해서 준비 기간 없이 바로 금식하고 간청소를 연속 2차까지 했는데 콜레스테롤성 담석이 아주 많이 나왔어요. 앞으로 더 관리를 잘해야겠어요. 병원에서 담도결석 시술을 기다리다 호기심약사님이 올리신 유튜브 영상을 보고 용기 내서 퇴원해 간청소를 하게 되었습니다. 아주 좋은 결과가 나와서 너무 좋습니다. 너무나 감사합니다. 앞으로도 좋은 정보로 많은 사람에게 선한 영향력을 미쳐주시면 좋겠습니다.

나중에 올리신 자세한 후기: 추석 당일 저녁 먹고 12시 새벽에 아파서 동네 병원에서 처음 피검사를 했습니다. 그때 응급실 당직 의사 선생님이 간, 담낭, 췌장, 황달 수치가 정상인의 10배가 넘는다고 당장 대학병원에 가야 한다고 하더라고요. 작은 병원에서는 치료를 못할 거라고 해서 서울에 있는 병원을 다섯 군데나 돌아다닌 끝에 결국 한 대학병원에 갔죠. 거기서 피검사와 CT를 하고 진단하기를 "담낭에 결석이 있고 그것이 흘러 나와서 담도를 막았고, 담도폐쇄로 이어져 쓸개즙이 나오지 않아 황달과 간수치 등에 문제가 생겼습니다."라고 하더라고요. 그런데 지금은 연휴라서 시술이 당장은 안 되고 연휴 끝나고 주치의 선생님이 나오면 그때 CT 영상을 본 후 할 수 있다고 했습니다. 그래서 그날 입원해서 3일 동안 금식하던 중 담석에 관한 유튜브 영상을 검색하다가 호기심약사님이 올리신 간청소 영상을 보고 희망과 용기를 얻어 퇴원하겠다고 병원과 실랑이를 했죠. 병원에서는 가다 죽을 수도 있다고 퇴원을 안 시켜주려고 하더라고요. 그러면 난 시술 동의서에 사인하지 않겠다고 버텨서 다시 이틀 후에 외래진료를 잡고 퇴원했습니다.

그동안 금식을 해왔기에 저녁부터 바로 마그밀을 사서 먹고 자몽과 사과를 준비해 시작했어요. 병원에서 항생제를 맞고 온 터라 첫날은 사과와 올리브유를 섞어서 마셨고, 2차 때는 자몽과 올리브유를 사용했어요. 이틀 동안 초록색 콜레스테롤 담석을 많이 배출했는데, 첫날은 작은 것들이 나왔고 2차 때는 큰 덩어리가 나왔습니다. 신기하더라고요.

그다음 날에 대학병원에 외래진료가 있는데 어떡하나 고민하다가 먼저 동네 병원에 가서 피검사를 받고 수치가 그대로면 대학병원에 가서 시술을 받기로 했어요. 동네 병원에 가서 피검사를 했는데 거의 정상 수치에 가깝게 떨어졌다고 하더라고요. 걱정 안 해도 되겠다고 해서 제가 확실하게 CT 검사까지 해달라고 해서 검사했는데, 담낭에는 아직 담석이 1/3 정도 남아 있었고 담도는 깨끗했어요. 원래는 담낭 입구 바로 밑이 막혀 있었습니다. 그래서 너무 다행이라고 생각하고 있었는데 의사 선생님께서 담낭을 제거하자고 하더라고요. 그래서 담낭 안에 있는 담석이 어느 정도 크기냐고 물어보니 그건 모르겠고 다음에 또 이런 상황이 올 수도 있으니 떼자고 하는데 떼지 않겠다고 하고 나왔습니다. 그러고 나서 대학병원에 전화를 걸어 외래진료 예약을 취소했습니다. 지금은 밥도 잘 먹고 일도 잘하고 있습니다. 이게 다 호기심약사님 덕분입니다. 감사합니다.

▶ 이분은 병원에서 수술하려고 입원 중이었을 때 급하게 블로그로 문의해주신 분이에요. 담낭에 돌이 꽉 차 있었고 그 돌이

내려와 담관도 막힌 상태라고 하셨지요. 준비 기간도 없이 간청소를 하는 건 추천할 수 없고 스스로 위험을 감수해야 하는 일입니다. 저는 이분께 그 정도로 담낭이 꽉 막힌 상태라면 담즙 폭포를 만들기 어려울 수 있다고 우려를 표했습니다. 그런데 답변이 늦어져서 이미 간청소를 하고 계신 상태였던 모양입니다. 제 답변을 보지 못하고 준비 기간도 없이 바로 간청소를 하신 거죠.

블로그에 문의를 남기고 이틀 후에 병원에서 수치가 정상이 되었다는 말씀을 들으셨다고 합니다. 급박한 상황에서 간청소를 하고 기적처럼 회복된 것이 신기해서 자세한 후기를 보내달라고 부탁드렸습니다. 이분은 스스로 위험을 감수하고 간청소를 하신 거였는데, 운 좋게도 결과는 아주 좋았습니다.

이분의 사례를 소개하는 건 다른 분들이 이분처럼 하길 바라서가 아닙니다. 이렇게 심각한 상황에서도 간청소를 하고 몸 상태가 좋아져서 수술을 피할 수 있었다는 것을 말씀드리기 위해서입니다. 하지만 간청소는 반드시 준비 기간을 거쳐서 안전하게 진행해야 합니다. 이분은 담낭에 담석이 가득 차 있었고 담관이 막혀 있었지만, 다행히도 담즙 폭포를 잘 만들어낼 수 있는 몸 상태였기에 간청소에 성공할 수 있었던 것입니다. 메마름증이 심한 분들은 충분한 준비 기간 없이 간청소를 하면 담석을 밀어내지 못해 담관이 막힐 수도 있습니다. 충분한 준비 기간을 거쳐 메마름증을 개선하고 담석을 무르게 한 후에 안전하게 간청소를 해야 합니다.

사례 13

기생충 액상차를 마시고 간청소를 한 이후 두드러기가 조금 완화되었습니다. 다시 간청소를 진행하려고요. 컨디션은 상당히 좋은 편입니다. 간청소 이후에 피곤한 것도 많이 좋아지고 몸에 활력이 생겨서 좋습니다.

사례 14

첫 문의: 구독자입니다. 담낭 제거 후 3개월이 지났는데도 통증이 지속되고 메스껍고 힘들어요. 간청소가 도움이 될까요? 선생님께서 간 내 담석이 있을 수 있다고 하셔서요. 전 간에도 담석이 있다는 말은 처음 들어봐요. 요즘엔 옆구리와 등에 통증도 있어요. 여러모로 힘이 듭니다.

첫 번째 간청소 후: 선생님. 간청소 후 담석은 전혀 나오지 않

았어요. 통증도 나아지지 않고 더 메스껍고 힘든데 다른 사람들도 이런 경우가 있나요? 오늘은 더 힘드니 두려운 생각뿐입니다. 병원에 가봐도 특별한 해결책이 있을까 의심스럽고 답답해서 두서없이 몇 자 보냅니다.

두 번째 간청소 후: 이번엔 새끼손가락 마디 정도의 덩어리가 7개 나왔어요. 잘라보니 진하고 끈적한 녹색 덩어리였어요. 비트주스와 레몬수를 꾸준히 먹어서 그런지 통증은 참을 만해요. 어쩔 땐 약간 메스껍고요.

세 번째 간청소 후: 이번에는 새끼손가락 마디 정도의 담석이 7개 정도, 완두콩 크기 정도는 10개, 아주 작은 노랑 알갱이들은 많이 나왔어요. 거의 큰 컵으로 1컵 정도 분량으로 저번보다 많은 양이에요. 아직 담석통은 있는데 견딜 만해요. 이젠 편한 마음이 들고 심적으로 진정되는 기분입니다. 선생님. 감사합니다.

네 번째 간청소 후: 아직도 통증이 조금 있어요. 예전에는 통증도 심하고 곧 어찌 잘못될 것 같은 두려움이 컸죠. 선생님

덕분에 제가 살고 있습니다. 항상 감사합니다.

⋯▶ 이분이 처음 오셨을 때에는 담낭을 제거하면 통증이 사라질 줄 알았는데 사라지기는커녕 몸이 점점 나빠졌다고 너무 후회하시더라고요. 이분처럼 담낭을 떼어내고도 통증으로 힘들어하는 분들을 가끔 봅니다. 이분은 메마름증이 심했지만 통증을 많이 호소하셔서 짧은 준비 기간을 거쳐 첫 번째 간청소를 바로 진행했습니다. 역시나 메마름증이 심했기 때문인지 첫 간청소에서는 좋은 결과가 나오지 않았습니다. 기혈 막힘이 너무 심해서 기울체를 뚫는 제품, 메마름증 개선을 위한 미네랄액, 혈허 개선을 위해 실크아미노산 등을 같이 드시게 했습니다. 이후 간청소를 반복하며 점점 좋아지셨지요.

간청소를 한다고 단번에 빠르게 좋아지는 건 아니므로, 이분처럼 통증이 심한 경우에는 해표제를 써서 간이나 담낭에 쌓인 열과 압력을 빼주면 통증이 잘 가라앉습니다. 통증은 돌이 있다고 무조건 생기는 것이 아니라 염증과 열, 압력 때문에 생기는 것입니다.

사례 15

유튜브를 보고 담석 때문에 간청소를 두 번 해보았는데 담석이 제법 나왔고 심한 통증이 거짓말처럼 사라졌습니다. 다음에 더 해야지 하고 있었는데 요즘 우측 옆구리, 좌측 뒤 견갑골 아래 통증이 심해서 오랜만에 약사님 생각이 났습니다. 제가 간열에 해당하는 증상이 많습니다.

▶ 많은 분이 두세 번 간청소를 하고 통증이 사라지면 한동안 잊고 있다가 연락을 해오시곤 합니다. 그런데 간청소를 시작하면 두 번 연속 담석이 나오지 않을 때까지는 해야 합니다. 그게 보통 5~8회 정도 되고요. 식습관이 좋지 않거나 기생충에 감염된 경우에는 간청소를 하더라도 계속 나올 수 있습니다.

사례 16

간청소 후 이틀째입니다. 이건 정말 기적입니다. 통증도 많이 줄고 몸이 가벼워요. 몇 년 만에 느껴보는지 모를 기분이에요. 간단해 보이지만 유의할 점이 꽤 있고 최대한 지키려고 했더니 좋은 결과가 나왔네요. 약사님 파이팅!

사례 17

저는 간청소를 2004년부터 시작해서 매년 1회 이상 지금까지 30회 이상 했습니다. 2010년 강아지 구충제 펜벤다졸이 암을 고치고 비염을 완치시킨다는 말에 비염이 심했던 저는 품귀로 구할 수 없었던 펜벤다졸 대신 알벤다졸을 구입하여 일주일에 여섯 알씩 약 4개월간 경구 투여했습니다. 그 결과 약의 부작용으로 황달 증상이 나타나고 간수치가 폭발적으로 상승했습니다.

간청소를 한 결과 직경 1.5센티 이상의 진녹색 알갱이들이 16개 쏟아져 나왔습니다. 컨디션은 다음 날부터 회복됐고, 이틀 후 혈액검사 결과 GOT는 276에서 135, GPT는 194에서 123으로 떨어졌고, 일주일 뒤 간 기능 재검사를 한 결과 GOT는 135에서 28, GPT는 123에서 21로 떨어지며 정상을 회복했습니다. 놀랍기도 하고 신기하기도 한 체험이었습니다.

사례 18

간청소 한 번 할 때 2차까지 진행하여 총 다섯 번, 10차 진행했습니다. 건강검진에서 담석이 발견되어 수술을 권유받았는데 간청소 5~6회 후 다시 가서 초음파를 찍어보니 큰 것은 보이지 않고 자잘한 것들만 보인다고 했습니다. 간청소가 효과가 있구나 생각해서 꾸준히 진행하고 있습니다.

사례 19

역류성식도염으로 1년 넘게 거의 매일 약을 먹다가 간청소 후 먹지 않게 되어서 너무 좋습니다. 피곤함도 없어졌습니다.

사례 20

담낭을 절제했는데도 1년 동안 계속 아파서 도전해봤습니다. 지금은 통증이 사라졌어요. 간청소 방법을 올려주셔서 정말 감사드립니다.

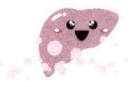

간청소 후 예상치 못한 부작용은 이렇게 해결하자

아무리 좋은 요법이라도 모든 사람에게 100퍼센트 좋은 요법은 존재하지 않습니다. 내 몸에 맞게 활용할 때 약이 되는 것이지요. 간청소는 간열이 있거나 간해독이 필요한 경우, 담석이 있을 때 굉장히 도움이 되는 요법이지만 메마름증이나 미네랄 결핍이 심한 경우, 기생충 감염이 있는 경우에는 불편한 증상을 호소하기도 합니다. 이런 경우 나타나는 불편한 증상은 다음과 같습니다.

☐ 간청소 도중 배가 더부룩해졌다.
☐ 간청소 도중 오심과 구토가 심해서 토했다.
☐ 간청소 후 어지럼증과 부종이 생겼다.
☐ 간청소 후 피부가 오히려 건조해졌다.
☐ 간청소 후 더 피곤하고 두통이 생겼다.

☐ 간청소 후 구갈이 심해졌다.
☐ 간청소 후 위경련이 왔다.
☐ 간청소 후 팔다리가 후들거리고 쥐가 나거나 경련이 왔다.

배가 더부룩하고 오심, 구토가 생기는 건 담즙이 잘 분비되지 않거나 기혈 막힘이 심해서 그렇습니다. 그 외의 증상들은 간청소 중에 체액과 미네랄이 빠져나가서 생기는 탈수와 미네랄 결핍으로 인한 것입니다. 대부분 증상은 간청소 후에 미네랄액과 소금물을 잘 챙겨 드시면 1~2일 내로 가라앉지만, 메마름증이 원체 심각한 분들은 체액이 쉽게 보충되지 않습니다. 그런 분들이 간청소를 해서 탈수가 심해지면 어지러움, 구갈, 오심, 구토, 두통이 오고, 저혈압이 심한 분이 간청소를 하면 혈압이 더 떨어져 심하면 쇼크에 이르기도 합니다. 따라서 아무 지식 없이 간청소 방법만 숙지해 간청소를 해서는 안 됩니다. 반드시 주의 사항을 잘 지켜서 안전하게 해야 합니다. 다음은 여러 부작용 사례를 통해 어떤 문제점이 있는지 살펴보겠습니다.

사례 1

간청소를 하고 간수치가 상승했어요. 간청소를 하면 원래 간수치가 상승하나요?

▶ 간청소를 하면 대부분 간수치가 낮아집니다. 하지만 반대로 간수치가 상승할 수도 있습니다. 이해를 돕고자 담즙 분비에 대한 이야기를 먼저 해볼게요. 이담제는 담즙 분비를 촉진하고 배출하는 데 도움이 되는 성분이나 약을 말합니다. 이담제를 먹는 목적은 담즙 분비를 촉진해 간해독을 돕기 위해서입니다.

그런데 이담제를 먹었는데 오히려 간과 담낭 부위의 통증이 심해지고 간수치가 상승하는 경우도 있습니다. 담즙 분비를 촉진하는 약이지만 담즙을 더 짜낼 수가 없을 정도로 메말라버리면 오히려 이것도 간에 부담이 되기 때문입니다. 그 정도로 심각하게 메말랐다는 뜻이지요.

간청소의 원리도 담즙 분비를 촉진하고 다량의 담즙을 배출시킴으로써 간과 담낭에 쌓인 노폐물과 담석을 밀고 나오게 하는 것입니다. 기름을 많이 먹으면 이를 소화하기 위해 간은 어떻게든 담즙 분비를 촉진하려고 하거든요. 그런데 올리브유자몽주스를 먹어도 짜낼 게 없을 정도로 간과 담낭이 메말라버렸다면 간과 담낭에 과부하가 걸리게 됩니다. 간청소를 하고 간수치가 상승했다면 메마름증부터 충분히 개선한 후에 간청소에 도전해야 합니다.

이런 일이 생겼다고 간청소를 무서워할 필요가 전혀 없습니다. 내 몸의 상태를 제대로 인지하고 개선해나가면 됩니다. 메마름증을 개선한 후에 간청소에 도전한 분들은 다들 결과가 좋았습니다.

사례 2

간청소를 처음 할 때는 괜찮았는데 4~5회차를 거듭해서 간청소를 진행하다 보니 몸이 점점 차가워지고 어지럽고 두통이 생겼어요. 불면증도 심해지고 더 피곤하고 기력이 없습니다.

▶ 이런 증상이 나타나는 이유는 대개 원래부터 메마름증이 꽤 있는 상태에서 간청소를 했기 때문이에요. 간청소를 꾸준히 할 때에는 체액과 미네랄액을 보충하는 것이 중요합니다. 그러지 않으면 메마름증이 점점 더 심각해지지요. 음이 고갈되면 열이 위로 자꾸 떠서 불면증도 심해지고 기력이 없어집니다. 또 이런 분은 기생충 감염이 있는지도 반드시 체크해보아야 합니다. 간청소를 하더라도 보통 하루이틀 지나면 혈액과 체액이 보충되는데, 회복되지 않는다면 다른 문제가 있음을 의미합니다. 기생충 감염 때문일

수도 있고, 미네랄이나 아미노산 결핍 때문일 수도 있습니다.

사례 3

간청소 전에 관장을 했는데도 올리브유자몽주스를 마시면 속이 울렁거려 다 토했습니다. 간청소 도중 배가 더부룩해져서 힘들기도 했고요.

▶ 평상시에 소화불량이 심하고 간의 기혈순환이 꽉 막혀 있어서 그렇습니다. 이런 상태를 간기울결이 있다고 표현하거나 기울체가 생겼다고 하지요. 기울체가 생기면 쉽게 내려가지 않아서 울렁거리거나 토할 수 있습니다. 이때는 간청소 준비 기간부터 간청소 당일까지 키위를 하루 2~3개씩 드시면 도움이 됩니다. 그린키위든 골드키위든 상관없습니다.

올리브유자몽주스를 마시고 울렁거림이 있다면 주스를 마시고 2시간 후에 따뜻한 물을 한두 잔 드세요. 그러면 위장의 혈류순환이 증가하여 울렁거림과 더부룩함을 가라앉히는 데 도움이 됩니다. 또 간청소 중에 마시는 마그네슘물과 올리브유자몽주스는 차지 않게 드셔야 합니다. 차게 드시면 위장의 혈류순환을 방해해 내려가는 속도를 늦춤으로써 역류를 하거나 울렁거림이 심해질 수 있습니다.

이렇게 하셨는데도 울렁거림이나 구토가 심했다면 기혈순환을 돕는 제품을 한두 달 이상 섭취한 다음 소화불량과 기혈순환이 어느 정도 개선됐을 때 간청소를 하면 됩니다.

사례 4

간청소를 하다 담관에 담석이 끼여서 황달 수치와 간수치가 올라갔어요.

▶ 간청소를 하고 나서 담관에 끼인 담석이 빠지는 경우도 많지만 이렇게 간청소 후 담관에 담석이 끼는 일도 일어날 수 있습니다. 왜 그런 일이 발생했을까요? 네 가지 이유를 생각해볼 수 있습니다. 첫째, 담즙 폭포를 충분히 만들지 못할 정도로 메마름증이 심각했기 때문입니다. 둘째, 담석이 있는데도 기생충 청소를 하지 않고 간청소를 했기 때문입니다. 셋째, 담즙 흐름을 개선하고 담석을 무르게 만들 충분한 준비 기간을 거치지 않았기 때문입니다. 넷째, 담석이 너무 크기 때문입니다. 간청소를 하지 않

더라도 이런 분들은 평상시에도 언제든지 담관에 담석이 낄 수 있는 상황입니다. 간청소가 문제가 아니라 그런 상태였는데도 대부분 준비를 제대로 하지 않은 것이 문제지요.

담석이 생겼다면 반드시 기생충 청소부터 먼저 해야 합니다. 혈부족을 일으키는 기생충을 제거해야 담즙 폭포를 만들 수 있어요. 기생충이 있다면 간청소를 여러 번 해봤자 계속 담석을 만들어내기 때문에 의미가 없습니다. 기생충 감염이 오래된 분일수록 혈허나 메마름증이 심각해지므로 기생충 감염이 의심되는 증상을 가볍게 넘기지 마세요.

또 담석이 담낭에 꽉 차 있을 정도라면 저장된 담즙이 부족한 탓에 담즙 폭포를 만들기 어렵습니다. 이런 경우에는 레몬수, 소금물, 미네랄액을 꾸준히 마시면서 준비 기간을 한 달 이상 잡는 게 좋습니다. 담즙의 흐름과 메마름증을 개선하는 데 필요한 최소한의 기간입니다. 담석이 너무 크면 담관에 걸릴 수 있습니다. 2센티 정도라면 준비를 철저히 해서 진행하시고, 3센티라면 간청소를 권하지 않습니다. 이런 사항만 잘 지키면 간청소 중 담관에 담석이 끼이는 상황은 쉽게 발생하지 않습니다.

사례 5

간청소를 3회 했는데 혈색소 수치가 13.4에서 10.4로 떨어졌습니다.

▶ 간청소를 여러 번 해도 혈색소(헤모글로빈, Hb) 수치가 단기간에 떨어지는 일은 드물어요. 이런 일이 일어났다는 것 하나로도 이분의 몸 상태가 얼마나 나쁜지 짐작할 수 있습니다. 혈색소 수치가 단기간에 떨어졌다면 다음과 같이 다양한 원인이 있을 수 있습니다.

첫째, 기생충에 감염되어 있을 가능성이 높습니다. 기생충에 감염되면 철분이나 영양소를 뺏어가버려 헤모글로빈을 만들기 어려운 상태가 되고 빈혈과 혈허를 일으킵니다. 또 기생충이 내뿜는 독소와 분비물로 인해 몸은 만성염증 상태가 되기 쉽습니다. 만성염증이 있으면 혈색소 합성이 줄어드는데, 수치가 단시간에 빠르게 떨어진 것을 보아 기생충 감염이 가장 의심됩니다.

둘째, 심각한 미네랄 결핍이 있을 때입니다. 미네랄이 결핍되면 우리 몸은 체액을 저장하기 어려워지고 세포탈수가 생기며 세포가 제 기능을 하기 힘들어집니다. 간세포의 기능도 저하되니 철을 운반하는 단백질인 트랜스페린, 저장철인 페리친, 철결합 단백질인 헤모글로빈도 만들 수 없게 돼요. 헤모글로빈은 골수에서 합성되지만 간에서 합성에 필요한 원료를 공급해주거든요. 그래서 미네랄 결핍이 생기면 빈혈이나 혈허가 생길 수 있습니다.

셋째, 간 기능이 많이 저하되어 있을 때입니다.

넷째, 몸이 만성염증 상태인 경우입니다. 만성염증이 있으면 간에서 헵시딘hepcidine이라는 호르몬 생산을 증가시킵니다. 헵시딘은 소장에서 철 흡수를 억제하고 저장철의 이동을 차단함으로써 헤모글로빈 합성을 감소시키지요. 세균이 증식하려면 철이 필요한데, 만성염증이 있으면 우리 몸은 세균이 침투했다고 생각하여 세균 증식을 막고자 철을 저장하기만 하고 내어주지 않는 거예요. 그래서 만성염증이 심하면 저장철인 페리틴 수치가 증가하고 헤모글로빈 수치가 낮아집니다. 페리틴 수치가 정상 범위를 벗어나 너무 높으면 만성염증이 심한 상태겠구나 짐작할 수 있습니다. 즉 만성염증이 있으면 몸에 철이 충분해도 꺼내 쓸 수 없는 상태가 되어서 혈색소 수치가 떨어지고 빈혈이 생길 수 있습니다.

다섯째, 생리과다나 만성출혈이 있는 경우입니다. 간청소 전 혈색소 수치가 정상이었더라도 미네랄 결핍이 심각한 상태에서 간청소를 하면 음양의 균형이 깨져버려요. 이로 인해 간열과 메마름증이 더 심해져 생리량이 비정상적으로 많아질 수 있습니다. 일반적인 경우라면 간청소를 한다고 생리량이 많아지는 일은 일어나지 않습니다. 평소에도 간청소를 하기 어려울 만큼 메마르고 간열이 심했다는 의미입니다.

여섯째, 간청소 후 채식 위주로만 먹거나 영양소를 골고루 섭취하지 못했을 때입니다. 아미노산, 비타민B_{12}, 엽산, 철분이 결핍된 식사를 해왔다면 혈색소 생산이 감소합니다. 또 심한 소화불량이거나 장점막이 손상되어 있어도 영양분이 흡수되지 않아 문제가 생길 수 있습니다.

이외에도 신장 기능, 골수 기능이 저하되어도 혈색소 수치가 낮아질 수 있습니다. 그렇지만 간청소 전에는 혈색소 수치가 정상 범위 내에 있었다고 하니 이건 해당되지 않을 것 같습니다. 다양한 원인을 살펴보았는데, 단순히 한 가지 원인 때문이라고 보이진 않습니다. 혈색소 수치는 정상이라도 혈허가 굉장히 심했던 분일 수 있고, 간 기능이 많이 저하된 상태일 수도 있습니다. 위에 열거한 원인들은 서로 연쇄적으로 영향을 미치므로 혈액검사 수치나 식단, 전체적인 몸 상태를 체크해 여러 원인을 다 같이 해결해야 합니다.

사례 6

평소에 약간 저혈당기가 있었는데 사과주스를 마셔서 그런지 6일 차 아침에 화장실에 가다가 쓰러졌습니다.

▶ 저혈당은 최고 혈당과 최저 혈당의 변동 폭이 클 때 더 쉽게 생겨요. 혈당의 변동 폭이 크다는 것은 인슐린저항성이 있음을 의미합니다. 음식물을 섭취하면 포도당이 세포 안으로 잘 들어갈 수 있도록 세포의 문을 열어줘야 하는데, 그 문을 여는 열쇠가 바로 인슐린입니다. 인슐린저항성이 있다는 것은 인슐린이 있어도 세포의 문이 잘 열리지 않아 포도당이 세포 안으로 제대로 들어가지 못한다는 이야기지요. 그러니 세포 안에는 에너지원인 포도당이 부족해지고, 몸은 이를 인슐린 부족으로 오해해 인슐린을 더 많이 분비하게 됩니다. 갑자기 증가한 인슐린은 혈당을 급격히 떨어뜨려 혈당의 변동 폭을 키웁니다.

인슐린 저항성이 있는 분은 간청소 준비 기간에 사과주스를 드시지 마시고, 간청소준비차를 이용하세요. 사과주스는 건강한 분들에게도 혈당 변동 폭을 키우고 당독소 생성을 촉진하며 인슐린저항성을 높입니다. 또 중성지방과 콜레스테롤 수치 증가에도 영향을 미치지요. 인슐린저항성이 없더라도 일주일 동안 많은 양의 사과주스를 마시며 간청소를 준비하는 것은 바람직하지 않습니다. 특히 인슐린저항성이 있는 분들이 사과주스로 간청소를 준비하는 것은 피해야 합니다.

❙ 내 몸이 보내는 SOS ❙ 인슐린 저항성이 있을 때 신호

- ☐ 고혈당이나 저혈당이 자주 생긴다.
- ☐ 공복혈당이 높고, 혈당 변동 폭이 크다.
- ☐ 배가 고프면 식은땀이 나거나 기운이 빠진다.
- ☐ 공복 시 팔다리가 후들거리거나 짜증이 난다.
- ☐ 배고픔을 참기가 어렵거나 배고프지 않은데도 자꾸 먹고 싶다.
- ☐ 달달한 음식이 자주 당긴다.
- ☐ 식곤증이 심하거나 식후에 집중력이 떨어지고 기분이 가라앉는다.
- ☐ 생리불순이나 생리통, 다낭성 난소증후군이 있다.
- ☐ 많이 안 먹어도 살이 잘 찌고 빠지지 않는다.
- ☐ 기운이 없고 자주 피곤하다.
- ☐ 사타구니, 목 뒤쪽, 겨드랑이, 팔 안쪽 등 피부가 접히는 부분이 때 낀 것처럼 거뭇거뭇 색소 침착이 있고 피부가 두꺼워진다.
- ☐ 쥐젖이 많다.
- ☐ 사마귀가 생긴 것처럼 피부에 울퉁불퉁하게 튀어나온 돌기가 많아

진다.
☐ 피부가 칙칙하고 탄력이 떨어지며 피부의 턴오버나 상처 회복이 늦다.

사례 7

간청소를 1차 진행했는데 입마름과 어지럼증이 생겼고 오히려 열이 위로 많이 뜨는 느낌이 듭니다. 오른쪽 가슴 아래에 통증도 생겼습니다. 평소 간영양제를 먹으면 옆구리가 아파요. 간청소 후에 배출되는 게 별로 없었고, 평상시에 간수치는 늘 정상이었습니다.

▶ 간영양제를 먹고 옆구리가 아플 정도라면 메마름증이 심각한 상태라 간청소를 진행하기 어려운데 간청소를 진행하셨고, 역시 배출된 것도 없었습니다. 간청소 진행 후 하루이틀이 지났는데도 회복되지 않고 혈허 증상이 더 심각해졌다면 평상시에도 미네랄 결핍이 심각했거나 기생충 감염이 의심됩니다. 특히 간영양제만 먹어도 옆구리가 아플 정도로 메마름증이 심각하다면 기생충 청소를 꼭 해야 합니다.

이분은 기생충 액상차를 마시고 충란으로 보이는 것들이 쏟아져 나오며 어지럼증과 입마름, 심한 변비 등의 혈허 증상이 개선되기 시작했습니다. 변비가 심한 분이었는데, 기생충 액상차 섭취 후 변비가 없어졌어요. 이후 간청소를 진행하셨는데, 옆구리 통증이나 묘기증도 좋아지셨다고 합니다.

사례 8

기생충 액상차를 마셨는데 마시자마자 메슥거리더니 엉덩이가 많이 아팠어요. 기생충 액상차를 5일간 먹고 간청소를 했더니 이번에는 왼쪽 갈비뼈 뒤쪽 등에 통증이 생겼어요. 심장 부근이 아픈 것 같아요. 최근에 건강검진을 받았는데 간우엽에 6밀리 크기의 결절이 있다고 합니다.

▶ 기생충 액상차를 마시고 바로 메슥거린 것과 통증이 생긴 것, 간에 결절이 있는 것을 모두 미루어 보아 기생충 감염이 의심됩니다. 또 간청소를 한 후에 심장 부근에 통증이 생겼다면 심기능이 원래 좋지 않거나 미네랄 결핍이 심한 상태일 수 있습니다.

기생충 청소를 할 때에는 충란이 더 이상 나오지 않을 때까지 진행해야 하지만 충분히 하지 않은 상태에서 간청소에 들어간 것으로 보입니다. 기생충이 아직 있는 상태에서 간청소를 하면 혈부족 증상에 시달리게 되고 심장에도 무리가 갈 수 있습니다. 혈부족이 심해지면 심장은 더 많이 뛰어야 같은 양의 피를 순환시킬 수 있기에 과부하가 걸리는 것이지요. 기생충 청소를 마무리하고 미네랄 결핍을 어느 정도 해결한 후에 간청소를 진행해야 불편한 증상이 생기지 않습니다.

사례 9

유튜브를 보고 간청소를 했습니다. 첫 번째 간청소 시 초록색 물질이 많이 나왔고, 간청소를 하고 난 뒤 활력도 생기고 가슴에 있던 통증도 사라져서 좋았습니다. 2주 뒤 두 번째 간청소 후에는 아무것도 나오지 않고 가슴 통증이 더 심해졌습니다. 병원에서 통증을 줄여주는 약을 처방받아서 먹었는데, 통증이 약간 줄기는 했지만 여전히 통증이 있습니다. 현재 혈허로 의심되는 증상이 있습니다. 손발이 차고, 흉통, 어깨 통증, 소화불량, 무기력증이 있습니다. 담낭에 작은 돌이 많고 담낭벽이 두껍다며 수술을 권유받았습니다.

▶ 담석이 많고 담낭벽이 두꺼워진 것, 무기력증 등을 보면

이분 역시 기생충 감염이 의심되는 상태입니다. 기생충 감염이 우려되는 상황임에도 기생충 청소 없이 간청소를 했기에 부족한 체액을 다시 채우기 어려웠던 것입니다. 더군다나 건강한 분들도 2주마다 간청소를 하면 체액이 부족해집니다.

간청소는 되도록 한 달에 한 번 하는 것이 바람직하지만 예외는 있습니다. 담석통이 심한 경우 마냥 한 달을 기다리고 있을 수는 없습니다. 이런 경우 2주 간격으로 진행할 수 있으나, 이때는 미네랄액과 소금물, 레몬수를 충분히 마셔서 체액도 보충하고 담석도 무르게 해야 합니다. 준비를 잘해야 다음 간청소를 수월하게 진행할 수 있습니다.

사례 10

간청소를 하면 건선이 완화된다고 해서 간청소를 10회 실시했는데 건선이 좋아지기는커녕 더 심해지는 것 같아요. 좋아지기 전에 나타나는 명현반응인가요? 다른 간청소 책을 읽었는데 건선이 일시적으로 나빠졌다가 좋아진다는 글을 보고 꾸준히 하고 있습니다.

┈▶ 간청소를 하면 모든 게 좋아지는 것처럼 쓰여 있는 책이 너무 많아요. 그런 책들을 읽은 후 부작용이 나타나는데도 명현반응이라 생각하고는 계속 간청소를 하는 분들을 종종 봅니다.

정말 간청소만 하면 건선이 좋아질까요? 간청소로 건선이 좋아지는 분도 있겠지만 모든 사람에게 좋은 결과만 있는 건 아닙니다. 건선은 자가면역질환으로, 면역체계의 균형이 무너져 T세포 같은 면역세포가 지나치게 활성화된 상태일 때 발생하지요. 이는 면역 기능의 약 80퍼센트를 담당하는 장에 이상이 생겼음을 뜻합니다. 면역세포의 생산과 성장은 주로 골수와 흉선에서 이루어지지만, 면역세포의 상당수가 장으로 이동해 장내 미생물과 상호작용하며 훈련되고 조절됩니다. 이 조절 과정에 문제가 발생하면 자가면역질환이 생기는 거죠.

자가면역질환은 주로 장점막의 손상이나 장내 균총의 불균형에서 비롯됩니다. 이로 인해 소화되지 않은 단백질이나 독소가 혈류로 유입되면 면역계가 이를 위험물질로 인식하고 과잉반응을 일으키며 정상 조직까지 공격하게 됩니다. 자가면역질환을 개선하려면 먼저 장내 환경을 개선해야 합니다. 간과 장이 서로 밀접한 영향을 미치기는 하나, 간청소만 한다고 장이 무조건 좋아지는 건 아닙니다. 간청소를 맹신하지 마시고, 자가면역질환이 있다면 먼저 장내세균총과 장점막 손상을 바로잡아야 합니다. 게다가 건선이 있으면 피부에 만성염증 상태가 지속되어 피부의 메마름증이 심각하기 때문에 미네랄액도 꼭 보충해야 합니다.

사례 11

다발성 만성담석증으로 인한 담낭염이 있어서 병원에서 수술을 권했으나 약사님 영상을 보고 지난해부터 총 일곱 차례 간청소를 했습니다. 그런데 담낭에 담석이 그대로 있었고, 이번 초음파검사 결과 담낭벽이 두툼해져 있다고 담낭선근증 진단까지 받았습니다. 작년부터 레몬, 비트, 레시틴, 오메가3, 구연산마그네슘, 아연을 꾸준히 섭취하고 있습니다. 최근에 간청소를 했을 때 굉장히 큰 덩어리들이 많이 나왔으나 간청소를 하고 난 후에 옆구리가 많이 아파서 걱정이 됩니다. 담낭제거술을 한 지인들이 수술 후에 아픈 걸 많이 봐온 터라 되도록 수술을 피하고 싶은데 어떻게 하면 좋을까요?

▶ 담낭벽이 두꺼워지는 담낭선근증이 생기는 원인은 주로 다음과 같습니다.

☐ 첫째, 담낭의 기능이 저하된 경우

☐ 둘째, 만성염증으로 인해 조직 손상이 지속적으로 진행된 경우

☐ 셋째, 담석이 있는 경우

☐ 넷째, 담낭 내 열과 압력이 증가하는 경우

☐ 다섯째, 기생충에 감염된 경우

담낭선근증이 생기는 원인은 여러 가지인 듯하지만, 이런 원인들을 자세히 들여다보면 음양의 균형이 무너져 열이 넘치거나 기생충 감염이 있는 경우로 압축할 수 있습니다. 담낭의 기능 저하는 열이 넘치거나 수분 부족으로 인해 생기고, 만성염증도 열이 넘쳐서 생깁니다. 담석 역시 열이 넘치거나 수분이 부족하여 생기고, 담낭 내 압력이 증가하는 이유도 열이 넘치기 때문이지요. 수분은 음으로, 열은 양으로 볼 수 있는데, 수분이 부족하거나 열이 넘칠 때 음양의 균형이 깨져 문제가 생깁니다. 따라서 음양의 균형을 바로잡고 기생충을 제거하면 담낭벽이 점점 두꺼워지는 것을 막을 수 있습니다.

이분은 다발성 만성담석증이 있었다는 것, 담낭벽이 두툼해져 있다는 것, 간청소를 했는데도 담석이 가득 차 있다는 것, 간청소를 한 후에 옆구리가 많이 아팠다는 것을 종합적으로 볼 때 기생

충 감염이 강하게 의심되는 상태입니다. 담석 생성의 원인이 되는 기생충을 제거하지 않는 한 간청소를 한들 별 의미가 없습니다. 담석을 제거해도 계속 담석이 생성될 테니까요. 게다가 기생충은 혈부족을 일으키므로 제거하지 않고 간청소를 하면 점점 메말라 버려 간 부위에 통증이 심해질 수 있습니다.

따라서 간청소를 미루고 기생충 청소를 하면서 동시에 이미 여러 번의 간청소로 부족해진 혈, 체액, 미네랄을 채워야 합니다. 또 음이 메말라 있고 상대적으로 양이 넘친다면 양의 음식, 화기의 성질을 띤 음식을 줄이는 것도 중요합니다. 비트는 양의 성질이 비교적 강한 편이라 간열이 심한 분들에게는 추천하지 않습니다.

이분에게 기생충 액상차를 드시게 했더니 어깨의 아픈 부위와 팔, 엉덩이, 눈이 많이 가렵다고 호소하셨고, 그날부터 쌀알같이 생긴 충란이 많이 배출되었습니다. 간혹 간디스토마약으로도, 기생충 액상차로도 기생충이 완전히 사멸되지 않는 사례들이 있는데, 이분도 그런 경우라고 의심되어 이후 간디스토마약과 기생충 액상차를 병용했습니다.

사례 12

70대 남성으로 폐섬유화가 있어 항섬유화제를 먹는 중이고 간수치가 아주 높은 편입니다. 그렇지 않아도 간수치가 높은데 약도 먹으니 간이 더 나빠질까 우려되어 간청소를 진행했습니다. 하지만 간청소를 진행해도 담석같이 보이는 것은 하나도 나오지 않았고, 간청소를 한 후 오히려 기력도 회복하지 못하고 목소리도 잘 나오지 않는 상태입니다. 속도 좋지 않다 보니 제대로 된 식사도 못하고 죽을 먹고 있어요. 제게는 간청소가 너무 무리였을까요?

▶ 폐섬유화가 있다는 것은 우리 몸 안의 음이 고갈된 상태, 즉 체액이 고갈된 상태가 극심함을 의미합니다. 담즙은 대부분 수분이라서, 체액이 고갈되어 있다면 담즙 폭포를 만들기 어려우므로 간청소에 실패할 가능성이 높습니다. 우리 몸의 장기(간-심-비-폐-신)는 모두 연결되어 있어서 한 곳에 문제가 생기면 다른 곳도 순차적으로 문제가 생깁니다. 폐섬유화가 있고 간수치가 계속 높았다는 것으로 보아 간에서 시작된 병증이 폐까지 왔을 가능성이 큽니다. 또 오랜 기간에 걸쳐 병증이 지속되었으며 결국 폐가 심각하게 메말라 섬유화가 진행된 것으로 볼 수 있습니다. 실

제로 많은 질환이 간과 장에서 시작하기 때문에 간과 장을 바로잡는 것이 가장 우선입니다.

간청소가 간 기능 개선에 큰 도움이 되기는 하지만 이분은 메마름증이 극에 달한 상태이기에 간청소를 해서는 안 됩니다. 미네랄을 먼저 공급해야 간조직의 탈수를 막고 간세포의 기능을 개선할 수 있으며, 동시에 메마른 폐조직에도 수분을 공급할 수 있습니다.

메마름증이 오랜 기간 지속된 경우라면 미네랄을 꾸준히 섭취해도 메마른 조직을 탄력 있고 촉촉한 조직으로 되돌리는 건 어렵습니다. 조직이 너무 메말라 육포처럼 된 상태라서 원래대로 되돌리기도 어렵고, 웬만한 미네랄로는 마른 조직을 바꿀 수도 없습니다. 그러니 되돌릴 수 있는 한계치를 넘어가기 전에 간열과 메마름증을 교정해야 합니다.

사례 13

간청소를 하고 부종과 어지럼증이 생기고 오히려 더 피곤해졌습니다.

▶ 평상시에 부종이 잘 생긴다면 갑상선기능저하, 인슐린저

항성, 혈관 투과성 증가, 미네랄 불균형, 아미노산 결핍, 나트륨 섭취 과다, 심장·신장·간 기능 저하, 림프순환장애, 과도한 열증 등을 그 원인으로 생각해볼 수 있습니다.

그런데 간청소를 하고 부종, 어지럼증, 피로가 심해지고 하루 이틀 내에 바로 회복이 안된다면 보통 세 가지 원인을 생각해볼 수 있어요. 아미노산 결핍, 미네랄 결핍, 심한 간 기능 저하입니다. 그런데 이 원인들은 서로 연결되어 있습니다.

먼저 아미노산 결핍입니다. 간청소를 하면 수분이 많이 빠져나가면서 일시적으로 체액이 부족해지니 혈액량도 줄어듭니다. 그런데 우리 몸은 혈액량을 유지해야 하니 혈액을 구성하는 단백질인 헤모글로빈, 트랜스페린, 알부민 등의 요구량도 증가하지요. 특히 알부민은 혈관에 수분을 잡아두는 역할을 하므로, 혈액량이 줄면 알부민 요구량이 증가합니다. 알부민을 충분히 만들지 못하면 혈관에 있던 수분이 세포외기질로 이동해 부종이 생겨요. 아미노산이 결핍된 상태라면 알부민뿐만 아니라 헤모글로빈이나 트랜스페린도 만들어내지 못하므로 빈혈, 어지럼증, 피로 등의 증상이 생깁니다.

그런데 며칠 동안 단백질을 섭취하지 않더라도 우리 몸은 근육이나 조직을 분해해 부족한 단백질을 메꿉니다. 간청소를 했다고 아미노산 결핍이 생기긴 쉽지 않습니다. 그러니 아미노산 결핍으로 부종과 어지럼증이 생길 정도라면 꽤 오랫동안 단백질을 섭취하지 않았거나 아미노산이 거의 흡수되지 않는 상태임을 의미해요. 그만큼 위와 장이 나쁜 상태고 혈허도 심할 수밖에 없어서 아미노산 결핍이 회복될 때까지 간청소를 해서는 안 됩니다.

두 번째로 미네랄이 결핍된 경우입니다. 간청소를 하면 다양한 미네랄이 몸 밖으로 빠져나가지요. 나트륨, 칼륨, 마그네슘은 세포 안팎의 수분을 조절하는데, 한꺼번에 배출되면 세포외기질에 수분이 몰리면서 부종이 생길 수 있어요. 게다가 칼슘이 부족하면 심장과 근육의 수축 기능이 떨어져 림프부종이나 말초부종으로 이어지기도 하지요. 또 체액이 많이 빠지면 일시적으로 혈압이 낮아져 어지럼증이 생길 수 있습니다. 미네랄은 각종 효소반응에 쓰임으로써 대사에 관여하는데, 결핍되면 대사가 저하되고 ATP(에너지 저장의 한 형태) 생성이 원활하지 않아 피로가 생길 수 있어요. 간청소를 하더라도 보통 하루이틀이면 대부분 회복되지만, 오랫동안 미네랄이 결핍된 경우에는 간세포의 기능이 저하되어 있고 조직도 메말라 있으며, 저장된 미네랄이 부족해 회복에 시간이 많이 걸립니다.

마지막으로 간 기능 저하가 심한 경우입니다. 간 기능이 저하되면 아미노산이 있어도 단백질을 잘 합성하지 못합니다. 혈장단백질인 알부민, 트랜스페린, 헤모글로빈 생산도 저하되어 여러 혈허 증상과 부종이 생깁니다. 간청소를 하면 담즙을 생산하고 분비하는 데 많은 에너지를 써야 할 뿐만 아니라 혈장단백질과 많이 소비한 담즙도 다시 만들어내야 해요. 몸이 정상적인 상태라면 오히려 독소와 노폐물, 여기저기 쌓여 있던 찌꺼기와 열 등이 빠져나가 간이 다시 왕성하게 활동하며 필요한 것들을 잘 만들어낼 수 있지만, 원래 간이 많이 안 좋았던 분에게는 이것도 무리가 됩니다. 그러니 혈장단백질이나 담즙을 빨리 만들어낼 수가 없지요.

몸에 큰 문제가 없었던 분은 간청소를 해도 부종, 어지럼증, 피로 같은 문제가 쉽게 생기지 않습니다. 생겼다 하더라도 하루이틀 만에 다 회복하고 오히려 좋은 컨디션을 느낄 수 있습니다. 몸 상태가 단기간에 회복되지 않는다면 몸에 여러 문제가 있을 가능성이 높습니다.

사례 14

간청소를 7~8회 정도 했는데, 담석통이 계속 반복되고 있습니다. 사과식초를 먹으면서 간청소를 하고 있고, 음식을 먹으면 꼭 트림을 하는 편입니다. 천일염으로 소금물요법도 하고 있습니다. 이렇게 노력을 하는데도 담석통이 없어지지 않네요.

▶ 간청소를 여러 차례 했는데도 담석통이 계속된다는 것은 담석이 빠져나오지 못하는 상황이거나 기생충 감염이 있음을 의미합니다. 이분에게는 기생충 액상차를 열흘 드시게 했더니 어지럼증이 나타났지만 충란으로 보이는 것들이 나오지 않았습니다. 기생충에 감염된 분이 액상차를 먹으면 보통 열흘 안에 면역반응이 나타나거나 변으로 충란들이 나오지만, 더 늦게 나타나는 분들이 있습니다. 그래서 좀 더 드시게 했더니 그때부터 충란이 쏟아져 나왔고 담석통도 확 줄어들었습니다. 생각보다 많은 분이 기생충에 감염되어 있습니다. 간 부위에 통증이 있는 경우, 간청소를 해도 담석이 그대로인 경우, 담석이 많은 경우에는 기생충 감염 가능성이 높으니 기생충 청소부터 시작하세요.

여러 부작용 사례를 정리해봤습니다. 간청소에 실패한 이유가 한눈에 보이실 거예요. 실패하는 이유는 크게 미네랄 결핍, 이로 인한 메마름증, 기생충 감염, 심한 기혈 막힘으로 정리해볼 수 있습니다. 부작용 사례가 제각각 달라 보여도 답변을 모아놓고 보면 그 이유가 너무나 단순하다는 것을 알 수 있는데, 이런 단순한 문제도 개선하지 않고, 간청소 방법만 숙지한 후 무작정 간청소를 했기 때문에 실패한 것입니다.

이렇게 다양한 실패 사례를 언급한 것은 간청소를 아무렇게나 준비도 없이 해도 되는 요법으로, 또는 만병통치요법으로 오해하는 분들이 많기 때문입니다. 간청소는 간을 가장 쉽고 빠르게 회복시키는 안전한 요법이지만 올바른 방법으로 진행해야 좋은 결과를 볼 수 있습니다. 간청소를 시행한 후 불편한 증상이 나타났다면 그 이유를 반드시 살펴보세요. 이때는 간청소를 멈춘 다음, 그 원인부터 바로잡으셔야 합니다. 이게 돌아가는 것 같아도 가장 빠른 길입니다. 그런 다음에 간청소를 하면 다른 분들처럼 놀라운 효과를 볼 수 있습니다. 부디 성공적으로 안전하게 간청소를 하시기 바랍니다.

| 성공한 사례 |

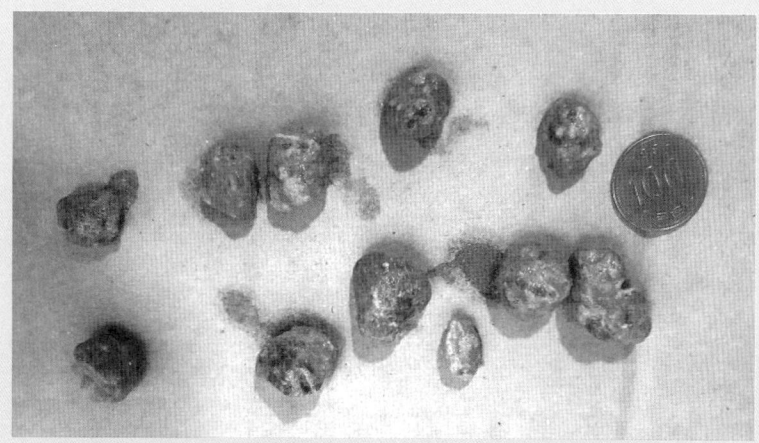

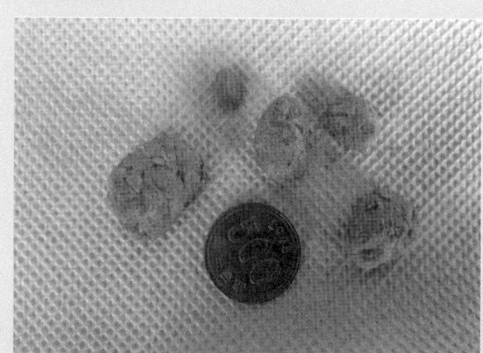

간청소 후 담석이 성공적으로 배출된 사례. 크게는 500원짜리 동전만 한 담석이 배출되었다.

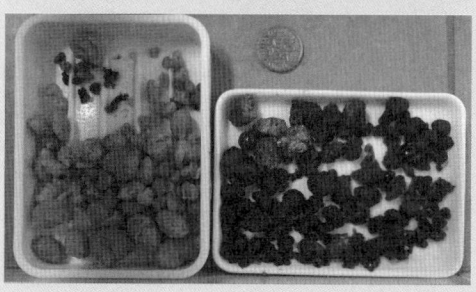

| 실패한 사례 |

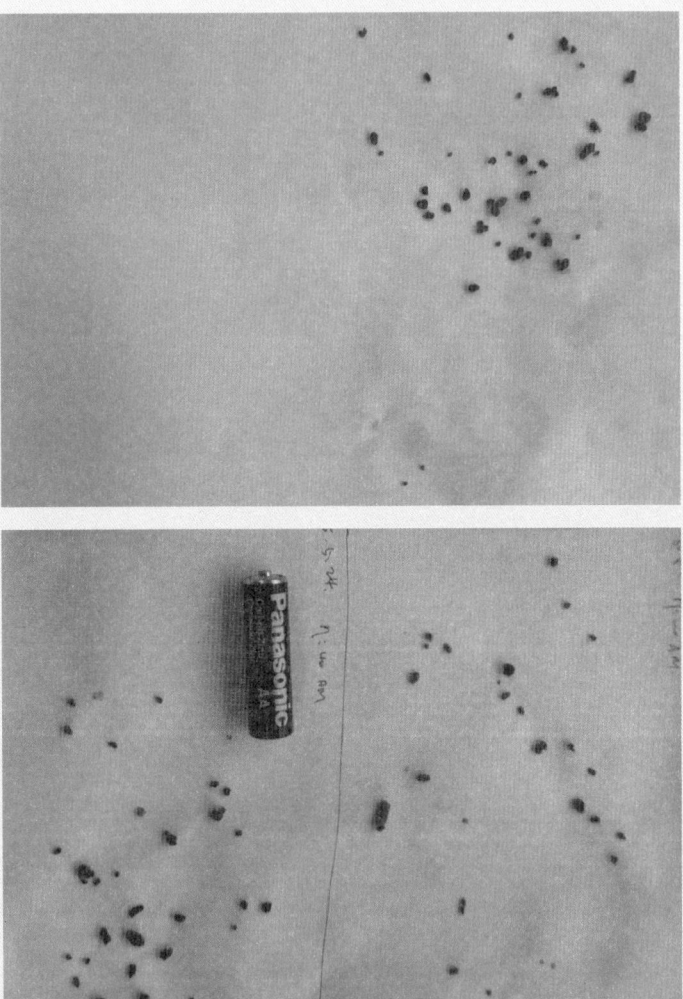

간청소 후 담석 배출에 실폐한 사례. 좁쌀만 한 크기의 담석만 배출되었다.

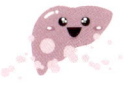

간청소 Q&A

자주 묻는 질문에 대한 속 시원한 답변

Q. **마그밀을 40정이나 먹는데 이렇게 많이 먹어도 부작용이 없을까요?**

A. 마그밀의 주성분인 수산화마그네슘은 흡수율이 낮은 편이라 이렇게 드셔도 설사 외에 별다른 부작용이 없습니다. 2센티 이상의 큰 담석이 있을 때에는 마그네슘 흡수율이 더 높은 제품을 사용하는 게 좋으므로 구연산마그네슘 파우더를 쓰면 됩니다. 마그네슘을 이 정도 드시면 마그네슘이 몸속으로 흡수돼서 생기는 부작용이 아닌 체액이 많이 빠져서 생기는 부작용이 있을 수 있습니다. 간청소로 빠진 체액은 미네랄액과 소금물로 보충해야 합니다. 마그밀을 먹고 나서 설사가 너무 심하다면 다음 간청소부터 줄여서 드시고, 변비가 있는 분은 이보다 조금 더 늘려서 드셔도 됩니다. 개인차가 있으니 조절

해서 드세요.

Q. 간청소 준비 기간에 식물성 단백질은 섭취해도 되나요?

A. 네, 괜찮습니다. 다만 많은 양을 드시진 말고 조금씩 드시는 건 별문제가 없습니다. 단, 동물성 단백질은 피해야 합니다.

Q. 영양제나 약은 언제부터 끊어야 하나요?

A. 준비 기간에 오메가3나 오메가6, 눈 영양제 같은 지용성 영양제는 다 끊으세요. 약은 드셔도 됩니다. 간청소 당일에는 미네랄액과 체액보충제를 제외한 다른 영양제와 약은 다 끊도록 하세요. 기생충 액상차와 간청소준비차는 준비 기간에도, 간청소 당일에도 드셔도 됩니다.

Q. 담낭을 떼어낸 사람도 간청소를 할 수 있을까요?

A. 네, 할 수 있습니다. 간청소는 말 그대로 간을 청소하는 것이 진짜 목적입니다. 담낭이 없으면 담낭 청소가 안될 뿐 간청소를 못하는 것은 아닙니다. 담낭을 떼어냈다는 것은 그만큼 메

마름증이 심했다는 증거입니다. 담낭에만 쌓인 것이 아니라 간에도 돌과 찌꺼기들이 많이 쌓여 있을 거예요. 간청소 주의 사항을 잘 지키면서 진행하시면 됩니다. 다만 담낭을 떼어낸 분들은 담즙 폭포를 만들어내는 힘이 부족하므로 간을 촉촉하게 만들어 담즙을 충분히 잘 분비할 수 있도록 해야 합니다. 미네랄액과 소금물을 꾸준히 잘 챙겨 드셔야 간이 힘들이지 않고 담즙을 충분히 분비할 수 있습니다.

Q. 1, 2차 연속으로 간청소를 했는데 아무것도 나오지 않습니다. 실패한 걸까요?

A. 두 가지 이유 때문일 수 있습니다. 메마름증이 심해 담즙 폭포가 생기지 않았거나 아직 배출될 만한 충분한 시간이 지나지 않았기 때문입니다. 담석이 나오는 시간은 개인차가 있습니다. 간청소 1차 다음 날 새벽부터 쏟아져 나오는 분도 있고, 2차 끝내고 오후 늦게부터 쏟아져 나오는 분도 있습니다. 조급해하지 말고 기다리면 됩니다. 담석은 보통 2차 청소를 하고 몇 시간 후부터 그날 밤까지 많이 쏟아지지만, 2~3일 뒤에 쏟아지는 분들도 종종 있습니다. 드물지만 간청소 후 일주일까지 담석이 쏟아진 사례도 있긴 합니다.

하지만 이틀이 지났는데도 담석이 나오지 않는다면 담즙 폭포가 만들어지지 않아 실패한 것입니다. 물론 건강한 식생활을 하고 여러 번 간청소를 한 경우라면 담석이 나오지 않을 수 있지만, 간열이 있거나 처음 간청소를 했는데 아무것도 나오지 않는 것은 대개 담즙 폭포를 만들지 못해서입니다.

Q. 담석이 큰데 간청소를 해도 될까요?

A. 1.5센티 이하의 담석이라면 쉽게 잘 배출되는 편입니다. 2센티 이상의 딱딱한 담석이면 담석이 나올 때 통증이 있는 경우가 종종 있어요. 3센티 이상의 담석은 나오기 어려워서 간청소를 권하지 않습니다. 레몬수를 먹으며 담석을 부드럽게 만들면 가능하지 않느냐고 문의하는 분들이 가끔 있는데, 돌처럼 아주 딱딱한 담석이라면 어렵습니다. 그렇게 큰 담석이 배출된 사례가 있기는 하지만 운이 좋았던 경우라고 생각합니다. 안전하지 않은 방법을 모든 분에게 권유할 수는 없습니다.

Q. 신장청소는 꼭 해야 하나요?

A. 신장청소를 하면 좋습니다. 그런데 기생충 청소가 더 우선입

니다. 기생충 액상차가 단순히 기생충만을 제거하는 것뿐만 아니라 혈허와 장내 환경을 개선하는 작용도 하므로 기생충 청소를 먼저 하고 간청소를 하는 게 결과가 좋습니다. 기생충 청소와 신장청소를 둘 다 한다면 준비 기간에는 기생충 청소를 하고, 간청소 후에 신장청소를 하면 됩니다. 준비 과정을 잘 거치셨다면 신장청소는 선택이지 필수는 아닙니다. 약국에 신장청소차로 나온 제품이 있지만 레몬수와 미네랄액으로 꾸준히 관리하는 것이 신장 건강에 더 큰 도움이 됩니다.

Q. 장청소로 커피관장을 하니까 변을 시원하게 봐서 좋은데 커피관장을 계속해도 될까요?

A. 커피관장이 아니라도 관장을 하면 변을 시원하게 볼 수 있고 몸도 가벼워지는 것을 느낄 수 있습니다. 하지만 커피관장 시 직장정맥을 통해 커피의 성분들이 몸으로 흡수돼 이뇨작용을 촉진하고 교감신경을 항진시키기 때문에 바람직하지 않습니다. 간청소를 하면 일시적으로 체액이 부족해지므로 이를 빠르게 회복시켜야 하는데, 이때 커피관장을 하면 부족해진 체액이 쉽게 채워지지 않습니다.

    커피관장으로 지금 당장은 시원함을 느낄 수 있지만 당장의 시원함을 좋아하지 마시고 장기적으로 몸이 점점 건강해지는 방향으로 나아가야 합니다. 커피관장보다는 생리식염수 관장이 더 좋습니다. 생리식염수와 따뜻한 물을 6:4 비율로 섞어서 관장하면 됩니다. 이때 물은 찬물보다는 체온 정도의 미온수를 사용하세요. 이것이 장과 간에 가장 부담을 덜 주면서 몸이 편안해지는 관장법입니다.

Q. 간청소를 하고 난 후에 어지러움과 입마름이 있어서 소금물을 늘려 마셨는데 가슴이 두근거려요. 소금물을 끊어야 할까요?

A. 간청소를 하고 난 다음에는 체액이 많이 빠져나간 상태라서 소금물이 필요합니다. 그런데 체액을 채우겠다고 많은 양을 한꺼번에 드시거나 소금물의 농도가 높으면 오히려 설사를 하기도 하고 가슴이 두근거리거나 두통이 생기기도 합니다. 소금물은 0.5퍼센트 정도의 농도로 조금씩 수시로 드시는 것이 좋습니다. 소금물이 아니더라도 국이나 찌개, 죽을 적절히 간해서 드시는 것도 괜찮습니다.

소금물을 조금씩 나눠 드셨는데도 그런 증상이 나타난다면 미네랄액을 늘려 드시고 음식을 싱겁지 않게 드시면 됩니다. 이런 증상은 대체로 미네랄 결핍이 심각하거나 원래 심열이 심한 분들에게 나타납니다. 문의를 한 이분 역시 미네랄 결핍도 심각하고 평상시에 가슴 두근거림과 숨 쉬기 힘든 증상이 있었습니다. 이런 경우에는 소금물은 끊고 미네랄액을 1~2달 드신 다음 가슴 두근거림이 없어지고 나면 그때 소금물을 조금씩 보충하면 됩니다. 심장에 지속적인 문제가 있는 분에게는 소금물을 권하지 않습니다. 평상시 알맞게 간을 해서 음식을 드시면 됩니다.

Q. 간청소를 할 수 없을 정도로 몸이 좋지 않고 간열이 심해요. 간청소를 하지 않으면 간열을 뺄 수 없나요? 간열에 좋은 제품이 있으면 추천해주세요.

A. 간열을 간청소로만 뺄 수 있는 것은 아닙니다. 식품 추출물이나 약재를 사용하기도 하고 단식모방식단으로 빼기도 합니다. 어떤 특정 방법이 누구에게나 다 좋은 것은 아닙니다. 개인의 몸 상태나 체질, 메마름증과 간열의 정도, 음양의 불균형이 얼마나 심하게 깨졌느냐에 따라 방법을 달리해야 합니다. 대사저하나 인슐린저항성, 지방간이 있다면 단식모방식단이 우선 고려되고, 간을 가장 쉽고 빠르게 해독할 수 있는 방

법이 간청소라 생각하지만, 이 두 가지 요법 모두 하기 어려울 만큼 병증이 깊은 분들도 있습니다. 그런 분들이 이런 방법을 무리하게 시도하면 좋아지기는커녕 오히려 문제가 생기지요. 이때는 식품 추출물이나 약재, 미네랄, 여러 영양소를 사용해서 병증을 개선하는 것이 우선입니다.

식품 추출물도 몸 상태나 체질에 따라 각기 다르게 적용해야 합니다. 아무리 좋은 제품도 모든 분에게 맞는 것은 아닙니다. 많은 분이 안전하다고 믿는 천연식품이라도 마찬가지입니다. 천연식품이나 식품 추출물은 저마다 다른 성질을 지니고 있습니다. 찬 성질의 수기, 따뜻한 성질의 화기, 중간 성질의 평성인지를 구분해서 개인의 체질이나 메마름증의 정도에 따라 선택해야 합니다. 또 체질에 맞게 식생활도 교정해야 하는 만큼 간열이 심각하다면 전문가의 도움을 받는 것이 좋습니다.

Q. 기생충 청소는 꼭 해야 하나요? 담석이 있어 간청소를 급하게 해야 하는데, 간청소 후에 기생충 액상차를 먹으면 안 되는지요?

A. 기생충 청소는 하는 것이 좋지만 건강에 별다른 이상이 없고 건강을 유지할 목적으로 간청소를 하는 경우라면 기생충 청

소를 생략해도 됩니다. 단, 기생충 감염이 의심되는 증상이 있는 분은 꼭 해야 합니다. 혹시라도 기생충이 있는데 이를 무시하고 간청소를 하면 기생충 때문에 금세 담석이 생기거나 혈허가 더 심각해질 수 있으므로 기생충 청소를 생략하는 건 바람직하지 않습니다. 급히 간청소를 해야 한다면 기생충 청소차와 간청소준비차를 같이 드시면 기간을 단축할 수 있습니다.

Q. 간청소를 일정표에 맞춰 정해진 시간에 하는 게 좋은가요?

A. 시간 간격만 유지하면 됩니다. 저는 가끔 진행 시간을 바꿔 저녁 6시가 아닌 오전 6시부터 시작할 때도 있습니다. 준비 과정과 간청소 진행 방법은 동일하고 오전과 오후 시간대만 바꿔서 진행하면 됩니다. 이때는 오전 6시부터 시작해서 2시간 간격으로 마그네슘물과 올리브유자몽주스를 드시고, 저녁 6시부터 2시간 간격으로 마그네슘물과 올리브유자몽주스를 드시면 됩니다. 이렇게 진행할 경우 전날 저녁에는 8시 전에 가볍게 채소주스나 샐러드 약간만 먹고 되도록 자기 전에 관장을 해서 속을 편하게 비워야 합니다. 나머지 방법은 모두 동일합니다.

Q. 간청소 후 2~3일쯤에 장청소를 해야 한다고 하셨는데 생략하면 안 되나요?

A. 이 기간에 장청소를 하는 이유는 장내로 빠져나온 담석, 노폐물, 독소를 빠르게 외부로 배출하기 위해서입니다. 이를 배출하지 않으면 장내 환경을 교란할 수 있고 다시 재흡수될 수 있으므로 번거롭더라도 꼭 해야 합니다. 왜 이 과정이 중요한지 제 사례를 들려드릴게요.

처음에 제가 간청소를 할 때에는 간청소를 한 바로 그날 담석처럼 보이는 것들이 많이 쏟아져 나왔고 얼굴도 맑아지고 몸도 가벼워지고 목과 어깨 통증이 사라졌습니다. 이틀 뒤에 장청소를 해도 담석처럼 보이는 것들이 배출되지 않았습니다. 몇 년 지난 후에 묘기중 때문에 간청소를 할 때에는 간청소 당일에 담석 찌꺼기들이 별로 배출되지 않았습니다. 그 다음 날 더 피곤해지고 얼굴이 더 까매지고 오히려 가려움증이 확 올라오더군요. 간청소 이틀 후에 장청소를 하니 간청소 당일보다 훨씬 많은 담석이 쏟아져 나왔어요. 그 이후로 알레르기가 사라지고 얼굴도 맑아졌습니다.

이렇게 몸 상태에 따라 담석이 늦게 배출될 때도 종종 있습니다. 이럴 때 그대로 놔두면 독소들이 장내에 머물게 되어 불편한 증상이 생길 수 있습니다. 독소들이 외부로 배출된 후에야 간청소의 이점을 누릴 수 있는 만큼 잊지 말고 이틀 후에 장청소까지 진행해야 합니다.

Q. 간청소 1, 2차를 바로 이어서 진행했어요. 2차로 올리브유 자몽주스를 먹고 2시간이 지났는데 오른쪽 갈비뼈 안쪽이 너무 아파요. 어떻게 해야 하나요?

A. 간청소를 하고 오른쪽 옆구리가 아프다면 담즙을 짜낼 수 없을 정도로 메마름증이 심하거나 큰 담석이 빠져나오는 중으로 볼 수 있습니다. 담즙을 짜낼 수 없을 정도로 메마름증이 심했다면 간열도 심각했을 거고 오른쪽 옆구리가 평상시에도 묵직하고 아팠을 거예요. 간청소가 끝나고 이틀이 지났는데도 오른쪽 상복부가 아프고 얼굴이나 손발이 노래졌다면 담석이 걸려 있을 수 있으니 바로 병원에 가서 초음파를 찍어보셔야 합니다.

그런데 이분처럼 올리브유자몽주스를 드시고 2시간 후에 아프다면 2센티 이상의 큰 담석이 빠져나오는 과정에서 생긴 통증으로 짐작해볼 수 있습니다. 미끌미끌한 담즙이 충분하다면 쉽게 빠져나오겠지만, 그렇지 않다면 담즙 분비를 촉진해 담석이 빠져나오도록 도와줘야 합니다.

담즙 분비를 촉진하고 통증을 개선하는 데에는 비트, 강황, 레몬즙, 올리브유 등이 도움이 됩니다. 다른 간청소 책에서는 담석통에 비트와 강황을 추천하기도 합니다. 하지만 비트와 강황은 비교적 강한 화기 식품에 속하므로 간열이 심한 분들에게는 적당하지 않습니다. 지금 당장은 통증을 없앨 수 있겠지만 열증이 심각해질 수 있고, 급할 때 쉽게 구할 수 있는 재료가 아니라서 추천하지 않습니다. 그래서 저는 주로 레몬즙과 올리브유를 추천합니다. 레몬도 화기 식품에 속하기는 하나 약한 화기라 별 문제를 일으키지 않고 담낭통에 효과가 꽤 좋은 편입니다.

이분에게도 레몬즙을 물에 진하게 타서 따뜻하게 드시고 통증이 너무 심하다면 그 부위를 따뜻하게 찜질하시라고 했어요. 그랬더니 한 시간 정도 지나서 약사님 덕분에 통증이 거의 없어졌다며 이제 살았다고 연락을 주셨습니다. 저녁에는 큰 담석이 나왔다며 사진도 보내주셨어요.

이분에게는 진한 레몬수를 권했지만 속쓰림이 있을 수 있으므로 진한 레몬수는 공복에 드시지 않는 게 좋습니다. 그런데 이렇게 급한 상황이라면 따뜻한 레몬수를 드시게 합니다. 평상시에도 속쓰림이 있다면 레몬수 대신 올리브유나 포도씨유를 1~2순가락씩 시간 간격을 두고 통증이 사라질 때까지 드시면 됩니다. 시간 간격은 소화되는 정도를 보면서 내 몸 상태에 맞게 조절하세요. 기름이 소화되지 않아 내려가지 않고 트림이 자꾸 올라온다면 충분히 소화될 시간이 흐른 뒤 드셔야 합니다. 이때도 마찬가지로 온찜질을 해서 담관이 잘 이완되고 혈류순환을 도와 담즙이 잘 분비될 수 있도록 해줘야 합니다. 식사는 통증이 사라지고 담석이 어느 정도 쏟아져 나온 후에 하시면 됩니다.

이렇게 간청소 중이나 후에 한 번이라도 통증이 생겼다면 다음 간청소를 하기 전에 철저히 준비하세요. 이런 분들은 대개 메마름증이 있는 편입니다. 평상시 소금물과 미네랄액을 챙겨 드셔서 메마름증을 개선해야 하는데, 준비 과정을 충분히 거치지 않고 진행한 탓에 이런 문제가 생깁니다. 또 너무 큰 담석이 있다고 진단받았다면 무리하게 간청소를 하지 마세요.

Q. 평상시 오른쪽 옆구리가 아픈데, 간청소를 해도 되나요? 간 영양제나 이담제를 먹고 통증이 심한 경우 간청소를 하지 말라고 하셔서 헷갈립니다.

A. 평상시 오른쪽 옆구리가 아프거나 담석통이 있다면 담낭이나 간에 열과 압력이 차 있는 경우이므로 간청소가 필요합니다. 그러나 간 영양제나 이담제를 먹고 통증이 더 심해지거나 간수치가 상승한 적이 있다면 해서는 안 됩니다. 간 영양제나 이담제를 먹으면 통증이 줄어드는 것이 일반적입니다. 복용 후 통증이 심해졌다면 메마름증이 그만큼 심각하다는 의미이므로 이때는 간청소가 도움이 되지 않을뿐더러 오히려 불편한 증상이 생길 수 있습니다. 메마름증을 개선하고 간기울결을 풀어 간열을 빼주는 요법을 먼저 진행하셔야 합니다. 통증에 따라 구분해서 다르게 대처하세요. 스스로 구분이 어렵다면 전문가와 상담 후 진행하시는 것이 좋습니다.

6장

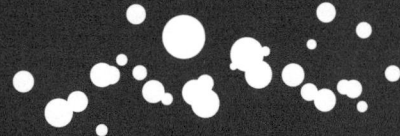

일상에서 간 건강 지키기

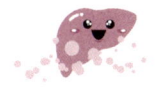

간이 좋아지는 생활습관

과식하지 말고 소식한다

우리 몸에 들어온 건 간에서 해독해야 합니다. 많이 먹을수록 간이 해야 할 일이 늘어납니다. 과식을 하면 먹은 것들이 에너지원으로 다 쓰이지 못하고 지방으로 쌓입니다. 남아도는 포도당과 과당이 지방간의 주요 원인이지요. 과일을 드시더라도 공복에 드시는 것이 좋습니다. 우리 몸은 포도당과 과당이 같이 들어오면 포도당을 먼저 이용하고 과당은 중성지방으로 저장합니다. 에너지가 부족할 때에는 과당도 중성지방으로 저장하지 않고 에너지원으로 쓰이기 때문에 과일은 배고플 때 조금씩만 드시는 게 좋습니다. 식후에 과일을 먹는 습관은 건강에 좋지 않습니다.

따뜻한 물을 자주 마신다

물은 생수로만 드시지 마시고, 소금과 레몬즙을 적절히 섞어서 드시면 더 좋습니다. 소금물은 자신의 몸 상태에 맞게 드시는 게 중요합니다. 체액이 넉넉해야 담즙이 충분히 분비되어 간해독도 잘 이루어집니다.

많은 분이 체액 부족에 시달리고 있지만 그 사실조차 모르는 분들이 많습니다. 담즙의 95퍼센트가 수분이고, 담즙으로 배출되는 수분의 양은 하루 약 500~800ml 정도입니다. 몸에 물이 부족해지면 담즙에 끈적끈적한 콜레스테롤 성분이 많아져 담즙의 점도가 증가합니다. 그러면 끈적한 콜레스테롤이 담관을 막게 되고 담즙을 배출하기 어려워져 간에 쌓인 독성물질과 노폐물이 장으로 쉽게 빠져나가지 못하지요. 담즙이 잘 배출되어야 간도 건강해집니다. 특히 아침에 마시는 따뜻한 물 두 잔은 혈액순환을 돕고, 수면 중에 쌓인 노폐물을 배출, 해독하는 데 중요한 역할을 합니다.

장에 도움이 되는 음식을 먹는다

간이 좋아지려면 장도 같이 좋아져야 합니다. 장내 유익균은 간해독의 많은 부분을 대신합니다. 섭취한 음식에 들어 있는 독소를 중화해주고 유해균으로부터 장을 보호하는 역할을 하죠. 그래서 장내 유익균이 적으면 간에 부담을 주게 됩니다. 장과 간은 장간순환을 통해 서로 밀접한 영향을 미칩니다.

장을 건강하게 하려면 유익균의 먹이인 채소나 해조류, 저항성 전분 등 식이섬유가 풍부한 식품을 자주 먹고 유해균이 좋아하는 설탕, 밀가루, 과당 등은 줄이거나 끊어야 합니다. 특히 밀가루는 장누수증후군의 가장 큰 원인입니다. 장누수가 생기면 장에서 독소와 노폐물을 막아주지 못해 간에서 더 많은 일을 처리해야 하므로 간에 과부하가 걸립니다. 장이 안 좋다면 밀가루는 반드시 끊어야 합니다.

적절한 운동을 한다

에너지대사가 잘 이루어지지 않으면 지방간이 생깁니다. 에너지대사가 잘 일어나려면 운동을 해서 근육량을 늘려야 합니다. 운동을 하면 열이 발산되므로 적절한 운동은 간열이 있는 분들에게 도움이 됩니다. 남아도는 에너지가 잘 쓰이니 간에 지방이 쌓일 일도 없습니다. 열이 위로 넘치는 분들에게는 운동 중에도 열을 식힐 수 있는 수영을 추천합니다.

명상이나 마음 수련을 한다

　스트레스를 받으면 장기 중에서도 특히 간이 큰 손상을 입고 간열이 심해집니다. 아무리 좋은 걸 드신다고 해도 스트레스를 많이 받는 분은 잘 개선되지 않고, 한동안 개선되더라도 다시 건강이 나빠질 수밖에 없습니다. 아프다는 사실 자체가 스트레스인 분들도 많으실 거예요. 하루 종일 아픈 몸에 집중하고 끊임없이 건강에 대해 불안해하는 분들도 있습니다. 이렇게 건강을 지나치게 걱정하는 것은 '나는 건강하지 않다'고 본인의 뇌를 끊임없이 세뇌하는 행위나 다름없습니다.

　우리가 의식적으로 통제할 수 있는 부분은 기껏해야 5퍼센트에 지나지 않습니다. 나머지 95퍼센트는 무의식으로 작동합니다. 행동, 사고, 감정, 뇌, 건강, 습관 역시 무의식의 지배를 받습니다. 무의식적으로 내가 건강하지 않음을 세뇌하면 절대 건강해질 수 없습니다. 아픈 것을 뇌에 각인시키지 마시고 아프다는 것을 잊고 살아야 합니다. 나이가 들어서 몸이 점점 고장 나는 것도 당연하게 받아들이면 됩니다. 아침에 일어나면 몸에게 오늘 하루도 잘 부탁한다며 인사하고, 자기 전에 일을 잘해준 몸에 감사하다 보면 아픈 것은 점점 잊게 되고 건강은 점점 좋아집니다.

저를 찾아오는 환자분들 중에는 중증질환이 있는 분들이 꽤 있습니다. 그분들이 처음 제게 상담을 하실 때 자주 묻는 이야기가 "저 같은 사람도 나을 수 있을까요? 저 같은 사람도 살 수 있는지요? 저처럼 심각했던 사람도 나은 사례가 있나요?"입니다. 그럼 저는 되묻곤 합니다. "나을 수 있을 거라 생각하세요?" 모르겠다고 답변하시면 저도 모른다고 대답하지요. 나을 수 있을 거라 답변하시면 저도 건강해지실 거라 말합니다. 그러고선 "내 몸을 내가 포기하면 누구도 그 몸을 책임져줄 수 없다"고 말씀드립니다. 아무리 심각한 병증도 긍정적이고 감사하는 마음을 가지면 기적처럼 빠르게 좋아집니다. 반대로 부정적이고 불안하며 신경질적인 분들은 개선 속도가 늦고 좋아지는 데에도 한계가 있습니다.

심각한 중증질환이 낫고 안 낫고는 그분들의 마음에 달려 있습니다. 심각한 환자분들은 이미 마음도 심각하게 아픈 경우가 많고, 이미 나을 수 없을 거라 굳게 믿고 계신 분들도 많아요. 나을 수 없을 거라 굳게 믿고 있는데 어떻게 몸이 바뀔 수 있겠어요. 불가능합니다.

마음은 무의식과 강하게 연결되어 있고, 무의식은 뇌를 지배하고 뇌는 몸을 지배합니다. 많이 아픈 분들은 뇌를 오랫동안 세뇌하여 엄청나게 강력한 최면에 걸려 있는 상태입니다. 뇌는 무의식의 지배를 받기에 잠깐 동안 의식적으로 '나을 수 있을 거야, 난 건강해'라고 생각한들 무의식이 바뀌지 않습니다. 마음이 바뀌어야 무의식이 바뀌고 몸도 바뀝니다. 아프다는 사실을 되새김하지 마시고, 잊고 마음 편하게 살아야 합니다. 잊을 수 없다면 아프다는 것을 당연하게 받아들이세요. 그리고 지금까지 열심히 일해준 몸에 끊임없이 감사해야 합니다. 그렇게 몇 달, 몇 년을 몸에 감사하다 보면 몸이 점점 바뀝니다. 아픈 몸을 사랑해주고, 꾸준한 명상을 통해 마음을 편안히 하면 몸도, 마음도, 운도, 삶도 좋아집니다.

병증이 심각할수록 마음을 다스리는 것이 건강을 되찾는 가장 중요한 일입니다. 병은 누가 고쳐주는 것이 아니라 자신이 스스로 고칠 준비가 되어야 합니다.

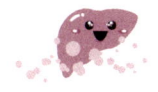

몸에 좋다고 알려졌지만
간수치를 올리는 식품

　건강에 관심 있는 분들은 스스로 자신의 건강을 챙기는 경우가 많습니다. 그런데 건강 정보가 범람하다 보니 어떤 정보가 맞는 것인지, 어떤 식생활을 해야 하는지 도대체 알 수가 없습니다. 오히려 본인에게 맞지 않는 식품이나 영양제를 드시면서 건강을 망치는 경우도 있지요. 주변에서 어떤 식품이나 영양제가 그렇게 좋다는 말을 듣고 먹었는데, 간수치가 상승하는 당황스러운 일도 생깁니다. 그래서 일반적으로 몸에 좋다고 여겨지지만 간수치를 상승시키는 식품들이 어떤 것들인지 말씀드리겠습니다.

　첫째, 채소수입니다. 채소수가 암도 예방하고 낫게 한다는 말을 듣고 먹었는데 간수치가 상승했다는 분들이 있습니다. 병원에서는 그런 사례를 심심치 않게 접하니 녹즙이나 채소수도 먹지 말라고 합니다. 어떤 사람은 채소수를 먹고 큰 효험을 봤다며 만병통치약처럼 말하는데, 이게 진짜 간을 망가뜨리는 걸까요?

갑상선암 진단을 받은 분이 현미채식과 채소수로 건강관리를 하는 중에 간수치가 크게 상승하여 문의하신 적이 있습니다. 아미노산 수액을 맞으면서 간수치가 어느 정도 내려갔지만 이번에는 해독주스를 먹고 간수치가 다시 올라갔다고 했습니다. 뭐가 잘못됐을까요?

평소 식단과 갑상선암, 간수치 등을 보아 간열과 메마름증으로 인한 담즙 정체가 있음을 짐작할 수 있습니다. 현미채식을 하는 분들은 대체로 싱겁게 먹는 경향이 있어, 체내 칼륨은 넘치고 나트륨은 부족해지기 쉽습니다. 이로 인해 몸에서 물이 빠져나가 메마름증이 심해지고, 원래 있던 간열도 심해졌을 거예요. 현미채식 자체가 원인이 아니고 소금물만 충분히 드시거나 적절히 간하여 드셨다면 별문제가 발생하지 않았을 것입니다.

문제는 채소수입니다. 채소수는 일본의 예방의화학 교수인 다테이시 가즈(立石和) 박사가 개발한 것으로 무, 무청, 당근, 우엉, 표고버섯이 주재료입니다. 채소수를 마시면 칼륨 수치가 높아져 이뇨작용이 활발해지므로 메마름증을 유발할 수 있습니다. 채소수를 마실 때에는 나트륨 보충에도 신경을 써야 합니다. 그런데 여기서 더 큰 문제는 채소수의 재료가 모두 따뜻한 성질을 가진 화기 식품이라는 것입니다. 화기 식품은 음인(陰人)이나 기력이 없는 분들에게는 도움이 되지만 간열이나 메마름증, 담즙 정체가 심한 분들에게는 문제를 일으킬 수 있어요.

그렇지 않아도 간이 메마르고 열이 넘치는데, 이런 화기 식품을 계속 섭취하니 차곡차곡 열이 쌓이고 담즙이 더 끈적끈적해져 배출이 어려워집니다. 화기 음식을 먹으면 위가 따뜻해지므로 처음에는 소화가 잘될 수 있습니다. 소화를 잘 못하던 분들이 소화가 되니 '채소수가 참 좋구나'라고 생각할 수 있지요. 그러나 꾸준히 채소수를 드실수록 열증과 메마름증이 심해져 소화액 분비가 어려워집니다. 결국 독성물질과 노폐물을 배출해야 하는 담즙의 흐름이 막히면서 간수치가 상승하게 된 것입니다.

이분은 다행히 병원에 가서 아미노산 수액을 맞고는 극심한 메마름증이 개선되고 간수치도 좋아지셨죠. 그러다가 다시 해독주스를 마셔서 칼륨 수치가 상승하고 이뇨작용이 활발해져 간이 다시 메말라버린 거예요. 해독주스는 음양의 조화를 이루는 훌륭한 주스지만 채소를 많이 먹으면 칼륨 수치가 높아지기 때문에 이뇨작용이 활발해집니다. 수액을 맞으면 뭐하나요. 이뇨작용을 증가시켜 체액을 다시 배출시킬 텐데 말이죠. 채소를 많이 드시는 분일수록 소금도 그에 맞추어 적절히 드셔야 합니다. 이는 해독주스뿐만 아니라 녹즙을 드실 때도 마찬가지입니다.

둘째, 커큐민입니다. 강황이나 울금에 들어 있는 커큐민은 항암, 항염작용이 뛰어난 성분입니다. 같은 커큐민이라도 어디서 추출했느냐에 따라 내게 맞을 수도 있고 맞지 않을 수도 있습니다. 강황은 따뜻한 성질을, 울금은 찬 성질을 가지고 있어요. 커큐민은 이담작용을 해서 간에 좋다고 알려져 있지만 강황에서 추출한 커큐민은 열증과 메마름증이 극심한 분들이 드시면 오히려 간수치가 상승하기도 합니다. 간을 자극해 담즙 분비를 촉진하려 하지만 간이 메말라 담즙이 배출되지 않으니 간이 점점 힘들어집니다. 열증이 심한 분들은 강황보다 울금을 드시는 게 좋습니다. 이처럼 건강에 좋다고 알려진 식품이라도 내 몸에 맞는 것인지를 꼼꼼히 따져보고 섭취해야 합니다.

셋째, 메틸설포닐메탄Methylsulfonylmethane, MSM입니다. 보통 약어인 MSM으로 불리죠. MSM은 항염, 진통 효과가 뛰어나고 관절염에 좋은 성분입니다. 그런데 MSM을 드시고 두통이 심해졌거나 탈모가 진행되고 열이 위로 뜬다는 분들이 꽤 있습니다.

시중에서 판매하는 MSM은 대부분 따뜻한 성질이 강한 편입니다. 평상시 열증과 메마름증이 심한 분들이 이렇게 화기가 강한 성분을 섭취하면 음양의 균형이 깨져 열이 위로 뜨게 됩니다. MSM을 드시고 열이 훅 오르는 분들은 계속 드시면 간수치가 상승할 수 있으니 끊어야 합니다.

넷째, 코코넛오일입니다. 코코넛오일은 항염작용이 굉장히 뛰어난 편인데 역시 강한 화기 식품에 속합니다. 코코넛오일을 원료로 해서 만든 중쇄중성지방medium chain triglyceride, MCT 오일 역시 강한 화기 식품에 속하지요.

저희 환자분이 단식모방식단으로 해독을 했는데도 혈당이나 혈압이 떨어지지 않아서 제가 의아해한 적이 있습니다. 이분은 단식을 마칠 즈음에 오히려 염증이 생기고 코피가 터졌습니다. 코피가 터진 것은 열이 위로 뜨거나 코혈관이 메마르고 손상됐기 때문이지요. 해독을 하면 열증이 좋아지는데 오히려 심해지셨더라고요. 뭘 드셨는지 여쭤보니 코코넛오일을 아침저녁으로 한 스푼씩 드셨다고 합니다. 이분은 열이 많은 분인데, 이런 분들이 화기 음식을 먹으면 화기가 온몸의 구멍을 통해 배출됩니다. 코코넛오일을 드셔서 그 강한 화기가 구멍으로 빠지면서 혈관도 손상되고 코피도 터진 것입니다. 코코넛오일을 끊게 하니 혈압, 혈당, 염증이 모두 좋아졌습니다.

이렇게 식품의 효능만 보고 체질과 맞지 않는 식품을 먹으면 음양의 균형이 깨져 병이 생깁니다. 음양의 균형이 잘 맞아야 기혈순환이 잘 이루어지고 몸도 따뜻해지고 건강합니다. 이분은 코를 통해 열이 빠졌지만 자궁으로 열이 빠지는 경우에는 생리 양이 많아지거나 하혈을 하기도 합니다. 생리 양이 지나치게 많은 분들은 몸이 냉할지라도 열증이 심한 분들입니다. 열증이 있다고 몸이 뜨거운 게 아닙니다. 음이 적고 열이 넘치면, 열은 위로 뜨게 되고 몸은 찹니다. 그러니 몸이 차다고 무조건 따뜻한 성질의 식품을 드시는 일은 없어야 합니다.

다섯째, 유청단백질, 산양유단백질, 콩단백질입니다. 유청단백질과 산양유단백질, 콩단백질도 화기 식품입니다. 이런 단백질을 오랫동안 드신 분들은 홍삼, 인삼을 드신 분들만큼 심한 열증을 호소하곤 합니다. 간수치를 급상승시키는 식품들은 대부분 따뜻한 성질을 가진 식품들입니다. 간열이 있거나 간수치가 높아졌다면 이런 화기류의 단백질 섭취를 중단하셔야 합니다.

여섯째, 들기름입니다. 들기름에는 오메가3가 풍부해 매일 1~2 스푼씩 챙겨 드시는 분들이 꽤 많습니다. 들기름도 따뜻한 성질을 가지고 있어서 매일 꾸준히 먹거나 먹는 양이 많아지면 문제를 일으킬 수 있습니다. 특히 간열이 넘치는 분들, 메마름증이 심해서 담즙이 원활하게 분비되지 않는 분들에게는 문제를 일으킵니다. 기름은 담즙 분비를 촉진하기 때문에 담즙이 잘 분비되지 않는 상태에서 따뜻한 성질의 들기름을 먹으면 간에 무리가 됩니다. 조금씩, 가끔 드시는 건 별문제가 되지 않지만 매일 1~2스푼씩 꾸준히 드시는 분들은 간열 증상이 있다면 끊는 게 좋습니다. 이를 무시하고 계속 드시면 간수치가 상승합니다. 간의 이상은 수치로 나타나기 이전에, 증상으로 먼저 신호를 줍니다.

어떤 음식이든, 어떤 영양소든 내 몸에 맞게 드시는 것이 가장 중요합니다. 천연식품이라고 모두 안전한 건 아니고, 천연영양제라고 내 몸에 다 좋은 건 아닙니다. 몸에 없던 불편한 증상이 생겼다면 내가 먹는 음식이나 영양제부터 체크하는 습관을 들여야 합니다.

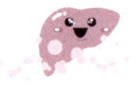

양의 음식, 음의 음식

　현대인들은 따뜻한 성질의 화기 음식을 상당히 많이 먹는 편입니다. 그래서 체질적으로 음인은 큰 문제가 생기지 않는 편이지만, 양인은 화기 음식을 과하게 섭취하면 음양의 균형이 심각하게 무너질 수 있습니다. 하지만 양인이라고 차가운 성질의 음식만 골라 먹으면 소화가 잘 안되고 몸이 너무 차질 수 있으니 주의해야 합니다. 뭐든 과하면 항상 넘치게 되어 있고 균형이 깨지게 되어 있습니다. 내 몸의 상태에 맞게 찬 성질인 수기 음식과 따뜻한 성질인 화기 음식을 조화롭게 드셔야 합니다.

　양의 음식, 음의 음식을 표로 정리해두었으니 참고하면 됩니다. 이 표는 절대적인 기준이 될 수 없으니 참고만 하세요.『본초강목』을 참고해서 작성했지만 이와 다르게 분류한 것도 있습니다. 해당 성분이 몸에 들어가서 어떤 작용을 하는지를 고려해 분류한 것도 있습니다. 예를 들어, 해조류는 대부분 차가운 성질이지만 요오드가 풍부해 몸에 들어가 열을 발생시키는 작용을 하므로 화기로 분류했습니다. 커피나 녹차도 찬 성질로 알려져 있지만 몸에 들어가서는 교감신경을 항진시키기 때문에 화기 음식으로 분류했습니다.

수기와 화기 음식 표를 참고해 조화롭게 드시되 간열이 심하다면 강한 화기 음식은 피하는 게 좋습니다. 강한 화기 음식으로는 소고기, 닭고기, 양고기, 염소고기, 개고기, 술, 고구마, 견과류, 유제품, 두유, 홍삼, 산삼, 인삼, 녹용, 생강, 계피, 매운 고추, 밀가루, 카레, 커피, 홍차 등이 있습니다.

음양의 균형이 잘 맞아야 건강을 유지할 수 있고 기혈순환이 잘 이루어집니다. 현대인들의 식단이 화기 음식으로 많이 치우쳐 있어서 음은 부족하고 양은 넘치기 쉽습니다. 음양의 불균형이 심하지 않으면 음식만 조심해도 건강을 다시 회복할 수 있습니다. 하지만 균형이 심각하게 깨지면 이를 회복하기 어려워집니다.

무엇보다도 가장 강력한 화기는 바로 스트레스입니다. 평안한 마음과 감사하는 마음으로 여유롭게 사시고 내 몸에 맞는 식생활을 통해 건강을 잘 유지하기를 바랍니다.

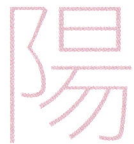

양의 음식 (따뜻한 성질의 화기 음식)

구분	음식
곡류	부풀고 팽창하고 찰지는 것 밀가루, 콩, 고구마, 율무, 찹쌀, 깨, 조, 수수, 귀리, 두부
채소	땅속으로 뿌리를 내리는 것은 뜨거운 성질 쑥, 쑥갓, 무, 칡, 당근, 고구마, 우엉, 연근, 매운 음식(파, 마늘, 양파, 생강, 후추, 겨자), 도라지, 버섯, 토란, 고사리, 고춧잎, 고추, 호박, 가지, 콩나물, 오미자, 해바라기, 당귀, 참나물, 깻잎, 시래기, 피망, 파프리카, 비트
과일(채소)	사과, 귤, 대추, 배, 밤, 잣, 수박, 호두, 땅콩, 은행, 코코넛, 파파야, 참외, 바나나, 오렌지, 자몽, 매실, 깔라만시, 레몬
육류	쇠고기, 닭, 꿩, 염소, 노루고기, 뱀, 개구리, 개고기
어류	비늘이 없는 생선류 고등어, 병어, 갈치, 참치, 장어, 쏘가리, 메기, 가자미, 대구, 아귀, 복어, 미꾸라지, 뱀장어, 명태, 망상어, 쥐치, 가오리, 삼치, 은어, 멸치, 방어, 준치, 고래, 상어, 철갑상어
해산물	미역, 다시마, 파래, 김, 톳
기타	커피, 홍차, 녹차, 술, 담배, 콜라, 활명수, 꿀, 인삼, 홍삼, 오미자, 해바라기, 담배, 당귀, 밤, 잣, 땅콩, 치즈, 버터, 우유, 두유, 설탕, 견과류, 사과식초

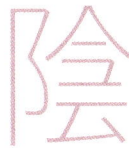

음의 음식(차가운 성질의 수기 음식)

구분	음식
곡류	쌀, 보리, 메밀, 현미, 흑미, 멥쌀, 팥, 녹두, 옥수수
채소	잎을 먹는 채소는 대부분 차가운 성질 배추, 양배추, 감자, 두릅, 냉이, 취나물, 돈나물, 비름나물, 갓, 달래, 씀바귀, 브로콜리, 아스파라거스, 솔잎, 오이, 상추, 시금치, 미나리, 부추, 토마토, 케일
과일(채소)	상온에서 쉽게 무르는 과일(채소) 키위, 포도, 토마토, 앵두, 자두, 복숭아, 파인애플, 머루, 딸기, 산딸기, 체리, 망고, 블루베리, 엘더베리, 석류, 감
육류	돼지고기, 멧돼지고기, 오리고기
어류	비늘이 있는 생선류 돔, 연어, 잉어, 붕어, 조기, 도미, 민어, 숭어, 옥돔, 농어, 우럭, 가물치, 도루묵, 모래무지, 빙어, 참돔, 다금바리, 놀래기
해산물	해산물, 갑각류는 대부분 차가운 성질 성게알, 조개, 대합, 소라, 홍합, 새우, 가재, 게, 한치, 문어, 낙지, 오징어, 꼴뚜기, 해삼, 주꾸미, 멍게, 굴, 해파리, 거북, 자라
기타	보리차, 모과차, 떡(멥쌀), 메밀국수, 솔잎, 포도즙, 맥주, 메밀차, 현미차, 둥굴레차, 포도씨유, 올리브유, 옥수수유, 현미식초, 토마토식초

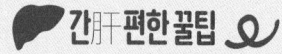

상식으로 알아두면 좋은 밀가루 이야기

밀가루는 성질이 찬 식품으로 알고 있는 분들이 많은데, 이 책에서는 화기 음식으로 분류했습니다. 밀가루는 어떤 상태로 갈았느냐에 따라 성질이 달라집니다. 밀의 성질에 대한 것은 『방약합편』과 『동의보감』을 토대로 말씀드리겠습니다.

한의학에서 밀은 소맥(小麥)이라고 하고, 알맹이를 제외한 밀의 쭉정이를 말린 것은 부소맥(浮小麥) 또는 밀기울(밀껍질)이라고 합니다. 보통 우리가 생각하는 밀가루는 껍질을 벗겨 알맹이를 가루 낸 것을 말하지요. 그런데 밀은 밀가루와 밀껍질의 성질이 다릅니다. 껍질을 벗긴 알맹이 부분은 따뜻한 성질을 띠기 때문에 이걸 분쇄한 밀가루는 따뜻한 성질입니다. 알맹이가 없는 부소맥, 밀기울은 찬 성질을 띱니다. 통밀가루는 껍질까지 온전히 간 것이라서 살짝 찬 성질을 띠지요. 따라서 열증이 심한데 밀가루 음식을 드시고 싶다면 통밀로 만든 제품을 선택하는 것이 좋습니다.

통밀이든 백밀이든 글루텐이 들어 있습니다. 글루텐은 장점막을 손상시켜 장누수를 일으키는 원인물질이기도 합니다. 장이 좋지 않다면 통밀이든 백밀이든 문제를 일으킬 수 있으므로 끊는 것이 좋습니다. **몸에 좋은 식품 열 가지를 챙겨 드시는 것보다 좋지 않은 식품 한 가지를 끊는 것이 몸에 더 이롭습니다.** 장이 좋더라도 정제된 밀가루를 자주 먹으면 인슐린저항성을 일으키고 염증반응을 증폭시킬 수 있습니다. 현대인의 식단에서는 화기 음식의 비중이 높으므로 밀가루를 드시더라도 통밀로 가끔 드시는 게 좋습니다.

| 맺는말 |

"중이염으로 항생제를 6개월 이상 먹었는데, 이제는 수술을 받으래요."
"소화불량도 심하고 어지럽고 변도 안 좋은데 한의원 갔더니 간열이 심하대요."
"장이 안 좋아서 몇 년째 하루에 10번 이상 설사를 해요."
"하루에도 수십 번씩 꺽꺽대는 트림을 크게 해요. 위 전문 한의원에서 탕제를 처방받아 몇 개월째 먹고 있는데 여전히 소화가 안돼요."
"축농증이 몇 년째 계속돼 코에서 썩은 내가 나요. 이젠 항생제를 먹어도 안 들어요."
"눅진한 가래가 십여 년째 계속돼 숨쉬기도 힘들고 자다가도 일어나서 가래를 뱉어야 할 정도예요."

제가 실제로 상담한 환자분들이 처음 오셨을 때 하신 말씀입니다. 상담을 오면 대부분 "내 병이 이렇게 심하니 그 증상에 제일 잘 듣는 영양제를 추천해 달라"고 하시지요. 중이염이면 중이염에, 장 문제면 장에, 축농증이면 축농증에, 각 증상에 '딱 맞는' 특정한 무언가가 있을 거라 생각하며 찾아옵니다.

그러나 우리 몸은 그리 단순하지 않아요. 눈에 보이는 증상에만 초점을 맞춰 치료하다 보면 일시적으로 나아지는 것 같다가도 금세 다시 재발합니다. 그래서 몇 개월, 몇 년씩 달고 사는 만성질환이 된 것입니다. 오래된 만성질환은 증상에만 집중해서는 좋아지기 어렵습니다. 같은 축농증이라도 개인마다 그 원인은 전혀 다를 수 있습니다. 어떤 분은 열증 때문에, 어떤 분은 메마름증이 심해서, 어떤 분은 장누수로, 어떤 분은 잘못된 식단 때문에 생깁니다. 물론 이 모든 게 복합된 분들도 있어요.

지금은 대증요법의 시대입니다. 근본적인 원인을 찾아서 바로잡기보다는 눈앞에 드러난 증상에 초점을 맞추어 치료합니다. 의사나 약사는 말할 것도 없고, 코, 위, 척추, 전립선, 난임 등 전문 분야를 나눠 진료하는 한의사들조차 점점 대증요법을 따라가는 느낌이 듭니다.

그러나 오래된 만성질환은 증상이 생긴 부분만 바라봐서는 결코 해결되지 않습니다. 우리 몸은 모두 유기적으로 연결된 하나의 시스템이기 때문에 전체 시스템이 균형을 찾지 않으면 다시 문제가 생깁니다. 같은 병명이라도 개인마다 원인이 다르고, 그렇기에 해결 방법도 모두 달라야 합니다.

저는 만성질환을 볼 때 전체 시스템의 균형이 잘 유지되는지를 먼저 살펴봅니다.

기혈순환이 잘되고 있는지,
음양의 균형이 맞는지,
미네랄 결핍이 있는지,
메마름증이나 혈허가 있는지,
기생충 감염이 의심되는 증상이 있는지,
대사는 잘되는지,
장내 환경이 좋은지,
잘못된 식습관이 있는지,

식단을 교정할 때도 단순히 정제탄수화물만 금하는 것이 아니라 음이 부족한 분들에게는 음의 음식을, 양이 부족한 분들에게는 양의 음식 비중을 높여 드시도록 알려드립니다. 개개인의 몸 상태와 체질에 따라 넘치는 건 빼고, 부족한 건 채워 넣으며 균형을 맞춰야 건강이 좋아집니다. 질환에 초점을 맞추는 것이 아니라 몸 전체 시스템이 균형을 회복하도록 하는 것이지요.

몸 전체 시스템이 균형을 유지하는 데 가장 핵심적인 역할을 하는 것이 바로 간입니다. 간은 기혈을 순환시키고 호르몬 균형을 유지함으로써 우리 몸을 통제하고 지휘합니다. 음양의 균형을 유지하는 데도 간이 중심 역할을 합니다. 열증이 넘치거나 열이 정체되어 있다면 간열을 빼서 기혈이 잘 순환되도록 해주고, 음이 부족하면 미네랄액을 써서 음을 채워주면 됩니다. 이 균형이 맞으면 병이 날 이유가 없습니다.

서양의학을 공부한 의사나 약사들은 증상에 집중해 치료하는 대증요법에 익숙해져 있습니다. 그래서 '이 증상에 뭘 써야 할까'를 먼저 고민하지요. 그러나 만성축농증 환자가 왔다면 '뭘 써야 할까'를 고민하기보다는 '왜 축농증이 생겼는지'를 먼저 고민해야 합니다. 장누수가 있는지, 점막 손상은 없는지, 음양의 균형은 맞는지, 기혈순환은 잘되는지, 미네랄 결핍 증상이 없는지 등을 전체적으로 살펴봐야 합니다. 식단의 구성이 지나치게 화기 음식으로 쏠려 있다면 화기 음식을 절제시키고, 정제탄수화물을 좋아한다면 줄여나가게 해야 합니다. 그렇게 우리 몸이 균형을 찾게 해주면 몸이 알아서 회복과 재생에 집중합니다. 전체를 보고 균형을 바로잡아나가는 것이 만성질환 치료에서 가장 기본적으로 해야 할 일입니다.

간이 하는 역할은 아무리 강조해도 지나치지 않습니다. 많은 병이 간에서 출발합니다. 그래서 간 건강을 지킬 수 있는 무기가 하나 있다는 것은 정말 축복받은 일입니다. 간청소가 바로 간 건강을 지키는 강력한 무기가 될 수 있습니다. 간청소는 복잡하게 유기적으로 얽혀 있는 우리 몸의 흐름을 바로잡는 데 큰 역할을 해줄 것입니다. 간청소라는 무기가 널리 알려지고, 많은 분에게 귀한 도구로 쓰이기를 소망합니다.

책 출간과 편집에 신경 써주신 서울셀렉션의 대표님과 편집팀장님, 편집팀에 깊이 감사드립니다. 저를 간청소 책의 저자로 추천해주시고 원고를 읽고 정성스러운 추천사를 써주신 전홍준 박사님과 원고에 대해 기탄없이 의견을 준 신랑에게도 고마운 마음을 전합니다. 이 책을 읽는 모든 분이 항상 건강하고 행복하시길 바랍니다. 사랑합니다.